Les menaces contre la procréation en République Démocratique du Congo

Éthique et pratique médicale
fondée par Richard Moreau
Collection dirigée par Roger Teyssou

La collection « Éthique et pratique médicale » est une tribune qui permet à tous les acteurs du monde de la santé, professionnels, enseignants, administrateurs, économistes et patients d'exposer leurs opinions, de décrire leur expérience et de proposer des solutions aux problèmes posés par une profession en pleine mutation, et ce en toute indépendance et en conformité avec la déontologie et les bonnes pratiques médicales.

Dernières parutions

Jacques JAUME et Nathalie RIVIÈRE, *L'Accompagnée*, 2024.
Éric BASEILHAC, *Mythologie du médicament*, 2024.
Mohamed Naceur KRIFI, *L'Homo-cobayeur. Expérimentations médicales* in*humaines*, 2024.
Olivier NKULU KABAMBA, *Le cancer et la sorcellerie. Narration d'un malentendu étiologique et clinique en médecine*, 2024.
Jacques JAUME et Nathalie RIVIÈRE, *Voyage au cœur du deuil,* 2023.
Michel BOLLA, *Cancer et parcours de soins, L'odyssée du malade*, 2023.
Olivier NKULU KABAMBA, *La réflexivité dans la relation soignant-soigné. Un regard éthique sur l'empathie*, 2023.
Marc BAUDET, Catherine DAUGAREIL, *Comprendre pour mieux prévenir les maladies cardio-vasculaires. Mieux vaut prévenir que guérir*, 2023.
Padrig MAHE, *Vers un mieux-vivre en EHPAD, Guide pratique pour déployer une Offre d'Activités et d'Animations (OAA)*, 2023.
Jacques MORNAT, *Presque tout sur la médecine en France. Pour mieux comprendre le système de santé*, 2023.
Michel BOURIN, *Faire face au polyhandicap*, 2023.
Dr Pierre MESTOUDJIAN, *La méthode facile pour arrêter de fumer du jour au lendemain, Le nouvel antidote du tabac*, 2023.
Thibaut COUSSENS-BARRE, *La patrimonialisation des collections d'échantillons biologiques*, 2022.

Sous la direction de Olivier Nkulu Kabamba

Les menaces contre la procréation en République Démocratique du Congo

Études pluridisciplinaires

L'Harmattan

5-7, rue de l'École polytechnique, 75005 Paris

www.harmattan.fr

ISBN : 978-2-336-49663-4
EAN : 9782336496634

Sommaire

Présentation de l'ouvrage

Olivier Nkulu Kabamba[1]

L'Afrique est le continent le plus touché par l'infertilité affirme Coumba Kane (2023) : « Elle résulte souvent, en Afrique, d'une infection sexuellement transmissible (IST) non soignée ou d'un avortement non sécurisé chez la femme. Les hommes, eux, en plus d'être confrontés à un effondrement de la qualité de leur sperme comme ailleurs dans le monde, souffrent également d'IST, du stress, de la pollution, du tabagisme... Dans 20 % des cas, l'origine de l'infertilité demeure inconnue. Malgré le tabou qui pèse toujours sur cette pathologie, une révolution médicale à bas bruit fait son chemin de Dakar à Kinshasa. Des dizaines de centres de procréation médicalement assistée (PMA) s'implantent depuis plusieurs années dans les zones urbaines »[2].

---

[1] Professeur des Universités à la retraite (Canada, Belgique, République Démocratique du Congo), actuellement engagé en médecine humanitaire

[2] Coumba Kane (2017), « La PMA progresse en Afrique, continent le plus touché par l'infertilité » in *Le Monde*, publié le 19 avril 2023 à 04h00, modifié le 21 avril 2023 à 17h19
https://www.lemonde.fr/afrique/article/2023/04/19/la-pma-progresse-en-afrique-continent-le-plus-touche-par-l-infertilite_6170096_3212.html

Comme dans les pays industrialisés à travers le monde où l'on déplore la dénatalité et ses conséquences redoutées, en République Démocratique du Congo, on se préoccupe surtout des dangers qui menacent la reproduction, notamment les IST. En effet, s'il existe un sujet hautement sensible dans toute la société africaine en général, et particulièrement en République Démocratique du Congo, c'est bien la reproduction humaine ou procréation humaine. Liée à la sexualité, elle représente la finalité la plus importante pour toute personne adulte qui aspire à fonder une famille, surtout en Afrique où « la stérilité des couples est partout stigmatisante. En Afrique, il n'est pas bien vu de ne pas procréer ; la responsabilité en incombe à la femme, même si l'infécondité masculine commence à être connue. Elle reste toutefois une honte et elle est minutieusement cachée »[3]. La procréation empêchée par toutes sortes de causes y est souvent vécue de manière dramatique. Elle est une préoccupation sociale majeure, source de grande angoisse et d'énorme solitude. Ce qui fait que le processus biologique humain établissant la liaison entre l'accouplement et la naissance ou la mise au monde d'un enfant est objet de grande attention dans toutes les cultures africaines. Les débats autour de cette réalité sont complexes et parmi eux, celui « du droit et du devoir de procréer ». En Afrique, la procréation est toujours enregistrée du côté des devoirs, du côté des obligations. La procréation est par excellence la mesure d'évaluation de la féminité et de la masculinité, surtout de la virilité. C'est même une injonction

---

Coumba Kane (2023), « Au Sénégal, la grande solitude face à l'infertilité : « Pour les autres, je suis un ventre vide, une femme incomplète », in *Le Monde*, publié le 20 avril 2023 à 18h00, modifié le 21 avril 2023 à 05h43 https://www.lemonde.fr/afrique/article/2023/04/20/au-senegal-la-grande-solitude-face-a-l-infertilite-pour-les-autres-je-suis-un-ventre-vide-une-femme-incomplete_6170355_3212.html

[3] Mestre, C., (2017), Des femmes africaines en quête d'enfant », in *Spirale*, vol.4, n° 84, p.127-129. https://www.cairn.info/revue-spirale-2017-4-page-127.htm

sociale et une imposition culturelle. Ceci éclipse souvent le désir individuel d'enfant de telle sorte qu'on puisse se demander : en Afrique, entre « devoir d'enfant » et « droit à l'enfant », où se cache le désir individuel ?

Les revendications d'un « droit à l'enfant » sont inséparables d'une intrication entre le mode subjectif du « désir d'enfant » et l'injonction sociale toujours plus forte qui « s'adresse prioritairement aux femmes à faire naître des enfants »[4]. Lorsqu'un couple ne parvient pas à mettre au monde, les regards se tournent d'abord vers la femme, moins vers l'homme. En Afrique, la pression exercée sur les femmes en matière de reproduction cache souvent mal la responsabilité des hommes, dans une Afrique où l'infertilité des hommes est vraiment un sujet tabou, alors qu'il faut pourtant se rendre à l'évidence que l'infertilité n'est pas seulement une question féminine, elle relève aussi de la responsabilité masculine. En Afrique où l'on confond virilité et fertilité, les représentations sociales et culturelles font que les hommes à qui on impute l'infertilité sont souvent stigmatisés et connaissent l'exclusion en société.

Les croyances indiquent que l'infertilité masculine comme la stérilité féminine sont surtout liées à des causes spirituelles : sorcellerie, envoûtement, transgression des interdits, punition divine. Par exemple, le cancer de la prostate qui empêche la procréation est considéré comme la matérialisation de l'action nocive de ces causes spirituelles. L'infertilité masculine et la stérilité féminine sont considérées, selon Cailleau (2006), « comme une malédiction ou une punition, l'échec pouvant alors être attribué à la volonté divine ou à celle des hommes,

[4] Irène-Lucile Hertzog, I-L., Lucile Ruault, L. (2018), *Droit ou devoir d'enfanter ? Un regard depuis les sciences sociales sur le renouvellement de la procréation. Bérengère Legros. De la procréation médicalement assistée élargie à la procréation améliorée. Vers l'ébranlement de certains interdits ?* LEH Edition, 2018, (Actes et séminaires), 978-2-84874-742-2. https://hal.science/hal-03425883

rarement à celle de la nature. Mais ce n'est pas tant la fréquence de l'infertilité qui importe, mais son impact dans le vécu social et culturel. Aussi mal vécue hier qu'aujourd'hui, elle est considérée comme une injustice, une malédiction ; elle suscite l'intérêt des scientifiques autant que celui des charlatans »[5]. Dans ce contexte, toute menace contre la procréation reçoit aussi une réponse spirituelle : on consulte le devin, le féticheur ou le marabout pour conjurer le sort du sorcier empêcheur de la procréation. On s'adresse à la divinité de fécondité, on lui comble d'offrandes pour l'amadouer afin qu'elle exauce le désir d'enfanter.

Dans cette même Afrique où la modernité a trouvé sa place, en cas de stérilité et d'infertilité, certaines personnes se tournent résolument vers la médecine moderne selon leurs moyens, sans nécessairement renoncer aux moyens traditionnels. Elles recourent à toutes les voies que propose la médecine moderne. C'est dans ce contexte qu'on observe d'ailleurs l'augmentation de la PMA (procréation médicalement assistée) sur le continent africain[6]. Cependant,

---

[5] Cailleau, F. (2006), Et si c'était dans la tête ? Histoire et représentations de l'infertilité », in *Cahiers de psychologie clinique,* vol.1, n° 26, p.85 https://www.cairn.info/revue-cahiers-de-psychologie-clinique-2006-1-page-85.htm

[6] À ce sujet, on peut lire avec intérêt :

- « Tunisie : le boom de la fécondation in vitro » in *Jeune Afrique*, publié par Samy Ghorbal, le 31 mars 2016.
- https://www.jeuneafrique.com/mag/311376/societe/tunisie-baby-boom-in-vitro/
- « La forêt d'embryons de l'Institut Marquès grandit en Afrique » *actualités* 203. Institut Marquès 100th anniversary.
- https://institutomarques.com/fr/actualites/actualites-2023/la-foret-dembryons-de-linstitut-marques-grandit-en-afrique/
- « 400 naissances par fécondation in vitro au Cameroun : le point de santé hebdomadaire en Afrique » publié dans PUBLIC (Agence Ecofin) le 6 janvier 2024. https://www.agenceecofin.com/sante/0601-114989-400-naissances-par-fecondation-in-vitro-au-cameroun-le-point-sante-hebdomadaire-en-afrique

dans le quotidien, très peu des gens sont sensibilisés à tous les dangers qui menacent la procréation. Les dangers pour la reproduction sont, en général, des risques qui nuisent à la capacité d'une personne de procréer. Ces dangers pour la reproduction peuvent être néfastes, peu importe le sexe d'une personne. Ils peuvent avoir des effets néfastes sur la fonction sexuelle et la fertilité d'une personne, y compris sur la conception, la grossesse et le développement du fœtus. L'exposition à ces dangers peut entraîner une infertilité, une fausse couche, un travail prématuré avant l'accouchement, des malformations et des mortalités fœtales. Ces dangers peuvent altérer de façon significative et de manière irréversible les fonctions reproductives. Par exemple, il est assez documenté qu'un certain nombre de produits chimiques sont susceptibles d'impacter la fertilité humaine. La plupart de temps c'est l'appareil reproducteur masculin qui est atteint avec une diminution du nombre des spermatozoïdes ou de leur qualité. Le plomb, certains éthers de glycols, certains phtalates provoquent de tels effets. Ceux-ci peuvent être engendrés soit par une exposition à l'âge adulte, soit par une exposition in utero. En fonction des molécules, ces effets sont réversibles ou irréversibles. Des facteurs physiques aussi peuvent entraîner également des impacts sur la fertilité. Par exemple, l'exposition à de fortes chaleurs impacte la reproduction masculine. Au-delà d'une certaine dose d'exposition, les rayonnements ionisants peuvent engendrer une stérilité masculine ou féminine.

Outre certains produits chimiques susceptibles d'impacter la fertilité humaine, certaines maladies de même que le stress qui en résulte constituent des véritables dangers pour la reproduction. C'est dans ce cadre que s'inscrit l'étude suivante dans ce livre : « **Le cancer de la prostate comme problème de santé publique en Afrique subsaharienne : cas de la population masculine de la ville de Lubumbashi en République Démocratique du Congo face au cancer de la**

prostate : similarités avec d'autres villes africaines au sud du Sahara », étude qui a comme auteure Francine Kyabu Kyamanga.

De même, certains comportements et certaines habitudes de vie peuvent eux aussi constituer des menaces contre la reproduction humaine. C'est dans ce cadre que s'inscrit l'étude suivante dans le présent livre : « **Analyse des déterminants sociaux des comportements sexuels a risque chez les étudiantes et étudiants dans les milieux universitaires en République Démocratique du Congo** », étude qui a comme auteurs **:** Félix Momat K., Patrick Mubinda K., Hugues Ilunga N., Yvette Yowa M., Aïda Kalenga M., Éric K. Luboya., Michel Kabamba N., Oscar Luboya., Jean-Baptiste Zambèze Kakoma S.

Il en va de même, certains virus et parasites comme certaines bactéries constituent également des dangers réels pour la procréation. C'est dans ce cadre que s'inscrit l'étude suivante dans le présent livre : « **Les répercussions du VIH/SIDA sur la fertilité : la situation sérologique en République Démocratique du Congo engendre des constructions sociales de la sexualité reproductive qui appellent une vigilance éthique et juridique** », étude qui a comme auteurs : Olivier Nkulu Kabamba et Grâce Ilunga Nkulu.

Certains accidents provoqués comme les avortements non sécurisés chez la femme, tout comme certaines circonstances malheureuses non prévues et non voulues peuvent aussi entraver la procréation, c'est le cas de la violence et les conséquences qu'elle engendre. C'est dans ce cadre que s'inscrit l'étude suivante dans le présent livre : « **Analyse des violences basées sur le genre chez les femmes politiques en République Démocratique du Congo : prévalence, typologie, caractéristiques des victimes et déterminants sociaux »,** étude qui a comme auteurs : Félix Momat K.,

Patrick Mubinda K., Hugues Ilunga N., Yvette Yowa M., Aïda Kalenga M., Eric K. Luboya., Michel Kabamba N., Oscar Luboya., Jean-Baptiste Zambèze Kakoma S.

Dans le registre des dangers qui guettent la procréation, on ne peut oublier certains actes médicaux, tout comme certaines erreurs dans les pratiques médicales qui elles aussi peuvent également constituer des dangers pour la procréation. C'est dans le sillage de ce cadre que s'inscrit l'étude « **La mort fœtale in utero et la qualité des consultations prénatales à Kamina en République Démocratique du Congo : effets des activités de dépistage et des interventions de prophylaxie au cours de la grossesse »**, étude qui a dans ce livre comme auteurs Ignace Bwana Kangulu, Albert Mwembo Tambwe A'Nkoy, Michel Kabamba Nzaji, Alain Mbayo Kazadi, Elie Kilolo Ngoy Umba, John Ngoy Lumbule, Éric Kiwele Zongwe, Xavier Kinenkinda Kalume, Jules Ngwe Thaba Moyambe et Jean Baptiste Kakoma Sakatolo.

Le cancer de la prostate comme problème de santé publique en Afrique subsaharienne : cas de la population masculine de la ville de Lubumbashi en République Démocratique du Congo face au cancer de la prostate : similarités avec d'autres villes africaines au sud du Sahara

FRANCINE KYABU KYAMANGA[1]

Résumé

Le cancer de la prostate, premier cancer masculin en Afrique subsaharienne selon l'OMS, provoque une grave altération de la sexualité reproductive. En cas de prostatectomie, le cancer de la prostate se révèle comme un véritable frein à la procréation : absence d'émission des spermatozoïdes lors des rapports sexuels, c'est-à-dire, pas d'éjaculation, par conséquent pas de fécondation, et donc pas de procréation. Les personnes qui en sont atteintes en Afrique subsaharienne et qui n'ont pas encore eu d'enfants le vivent de manière dramatique. Cet article poursuit un double objectif : d'une part, il révèle les constats faits par un médecin dans l'exercice de sa pratique professionnelle (en l'occurrence l'auteure de cet article), à savoir : les gens consultent tard, leur cancer est souvent découvert à un stade très avancé, d'où le taux élevé de mortalité ; dans la grande majorité, il s'agit des hommes de plus en plus jeunes ; les patients fortunés vont se faire soigner dans les pays étrangers ; et au sujet de cette maladie, il circule un

[1] Département de Chirurgie. Faculté de Médecine, Université de Lubumbashi. Doctorante en Sciences humaines appliquées à l'Université de Montréal (Canada)

certain nombre de représentations sociales qui empêchent les gens de se faire dépister et de consulter précocement. D'autre part, cette étude révèle que ces constats concernant la population masculine de Lubumbashi, une ville de la République Démocratique du Congo, présentent des similarités ou ressemblances avec ce qui se passe dans d'autres villes africaines au sud du Sahara.

Mots clés : cancer de la prostate (épidémiologie, spécificités africaines), Lubumbashi, République Démocratique du Congo, Afrique subsaharienne.

Introduction

On sait que le cancer de la prostate est parmi les maladies qui empêchent les hommes à procréer. Il est parmi les dangers qui guettent tout homme (au sens de « vir », « masculin ») dans son rôle de géniteur. Comment le cancer de la prostate empêche la procréation ? On peut décrire de la manière suivante l'impact du cancer de la prostate sur la fertilité masculine : en effet, la prostate est étroitement liée à la fertilité de l'homme. Cet organe spécifiquement masculin, parfois méconnu, parfois objet de tabou et de fantasme, joue un double rôle. Son premier et principal rôle c'est de produire le liquide prostatique qui permet la survie, la maturation et la mobilité des spermatozoïdes produits par les testicules. Son second rôle est de permettre l'éjaculation. La prostate, par la contraction de ses fibres musculaires, participe à l'expulsion du sperme dans le canal urétral lors de l'éjaculation (1) et par ce fait même, elle participe à la jouissance ou l'orgasme chez l'homme. Il faut cependant noter que la glande prostatique en elle-même n'a pas de fonction propre dans l'érection, de même, elle n'a pas de rôle physiologique dans la miction. En revanche, une augmentation de volume tumorale, en comprimant l'urètre prostatique, est susceptible d'entraver la miction.

Revenons au premier et principal rôle de la prostate par rapport à la fertilité masculine. Comme indiquer ci-haut, la prostate joue un rôle essentiel dans la synthèse et l'émission du liquide spermatique qui permet la survie, la maturation et la mobilité des spermatozoïdes produits par les testicules. En effet, avec les vésicules séminales, la glande prostatique produit le liquide séminal qui se mélange aux spermatozoïdes venant des testicules pour former le sperme ou l'éjaculât ((Van Tillo, Zantvoort et Van Gool, 1984).). Les sécrétions prostatiques constituent 15 à 20 % du sperme et donnent aux spermatozoïdes les conditions optimales pour leur transport et leur pouvoir fécondant et jouent ainsi un rôle de nutriment, de conservateur, de transport et d'activation pour les spermatozoïdes ((Larousse médicale, 1995 ; Mutsers, D. ,1987, 65 : 19-20 ; Van Tillo, Zantvoort et Van Gool, 1984, p.241-242).). Le liquide prostatique n'est pas absolument indispensable à la fécondité, mais il la favorise en apportant du volume au sperme émis ainsi que des enzymes facilitant la pénétration des spermatozoïdes à travers le col utérin. Le sperme ainsi produit passe ensuite dans l'urètre avant d'être éjaculé par le pénis. « Son fonctionnement est fortement influencé par la testostérone. En biodécodage, la prostate a un peu le rôle d'un chef d'orchestre du bon déroulement des fonctions sexuelles masculines et le rôle de protecteur pour les spermatozoïdes (donc pour la descendance, par extension) »[2].

En cas de prostatectomie totale (ablation totale de la prostate), les hommes sans prostate ne vivent plus qu'un orgasme sec sans éjaculat, car ils ne peuvent plus produire de sperme à cause de la glande prostatique manquante. Cela s'explique par le fait qu'outre la prostate, les extrémités des canaux déférents et les vésicules séminales sont enlevées. Et donc, on peut conclure que la prostate n'intervient directement que dans la sexualité à visée reproductive. Son rôle dans la sexualité non reproductive (qu'elle soit « amour » / ludique /

[2] Duclos, C. (sd), « Décodage du jour : les troubles de la prostate » sur le blog *Le sens des maux*, http://www.lesensdesmaux.fr/decodage-du-jour-les-troubles-de-la-prostate/

érotique) n'est qu'indirect et se traduit par une modification de l'éjaculation (diminution de volume, douleurs, éjaculation rétrograde).

I. La nature, les types et les facteurs de risque du cancer de la prostate

En ce qui concerne **sa nature**, de cause inconnue jusqu'à présent, le cancer de la prostate aussi appelée « dégénérescence maligne de la prostate ou carcinome de la prostate ou encore adénocarcinome de la prostate », est dû à la présence de cellules cancéreuses qui se multiplient de façon incontrôlée dans la prostate. Le cancer de la prostate est un cancer qui prend naissance dans les cellules de la prostate ; il se caractérise par la multiplication et la propagation anarchique de cellules anormales dans la prostate. La tumeur maligne est constituée de cellules cancéreuses qui peuvent envahir et détruire le tissu voisin. Elle peut aussi se propager (métastases) à d'autres parties du corps, notamment, en premier les os. Si le carcinome de la prostate est découvert en premier lieu, les os sont souvent déjà affectés. Selon le stade d'évolution, ces cellules peuvent rester dans la prostate ou envahir les ganglions avoisinants, voire d'autres organes. Dans la plupart des cas, le cancer de la prostate est une tumeur qui évolue lentement et qui n'entraine pas de symptômes. Seuls les cancers métastatiques entrainent des douleurs osseuses, une compression neurologique, des fractures osseuses, une perte de poids et/ou une fatigue prononcée.

En ce qui concerne **les types du cancer de la prostate**, il existe différents types. L'adénocarcinome est le type de cancer de la prostate le plus courant. Dans 90 % des cas, le cancer de la prostate est donc un adénocarcinome résultant de la transformation maligne progressive de cellules épithéliales qui forment le revêtement de la prostate. Les autres cancers de la prostate suivants sont rares, il s'agit entre autres : du carcinome urothélial (aussi appelé carcinome transitionnel) ; du sarcome ; du carcinome à petites cellules ; des tumeurs carcinoïdes ; du carcinome épidermoïde.

En ce qui concerne **les facteurs de risques**, dans leur article « Biopsychosocial Aspects of Prostate Cancer », Kunkel et al. (2000) notent ceci : « The cause of prostate cancer is unknown. Possible risk factors include African American race, increased age, family history of prostate cancer, a diet high in animal fat, and high plasma testosterone »[3]. À ce sujet donc, comme déjà indiqué ci-dessus, les seuls facteurs de risques avérés du cancer de la prostate et actuellement identifiés avec certitude sont : (a) *l'âge* (le cancer de la prostate est l'un des cancers les plus fréquents chez les hommes, survenant essentiellement après 50 ans, voire 40 ou 45 ans dans les formes familiales (moins de 10 % des cas) ; (b) l'existence d'antécédents familiaux de cancer de la prostate ou du sein, et (c) l'origine ethnique indiquant que la population masculine de souche africaine, à savoir les Africains d'Afrique, les Afro-Américains ou les populations des Caraïbes, est plus à risque. S'agissant des aspects ethniques : aux États-Unis, ce cancer a une incidence plus élevée et un pronostic moins favorable chez les Noirs américains. Ce facteur ethnique est aussi retrouvé dans les populations des Caraïbes.

– L'âge : le cancer de la prostate est l'un des cancers les plus fréquents chez les hommes, survenant essentiellement après 50 ans, voire 40 ou 45 ans dans les formes familiales ou héréditaires (10 à 15 % des cas). Il s'agit du facteur prédisposant le plus évident. Plus un homme vieillit ou avance en âge, plus les risques d'apparition d'un cancer de la prostate

---

[3] Kunkel, E., J. Bakker, R. Myers, O. Oyesablun et L. Gomella. (2000) « Biopsychosocial Aspects of Prostate Cancer » in *Psychosomatics*, vol. 41, no 2, p. 85-94.
DOI : 10.1176/appi.psy.41.2.85

augmentent. – Les antécédents familiaux : comme c'est le cas pour certains cancers, des études scientifiques prouvent que le critère génétique semble jouer un rôle important dans le cancer de la prostate. À cause de leur patrimoine génétique familial, certains individus sont prédisposés à développer le cancer de la prostate.

– L'environnement : ce facteur de risque est commun à bon nombre de cancers. On note à ce sujet que le risque lié à l'utilisation de pesticides (notamment la chlordécone) reste à démontrer. Certaines études scientifiques quantitatives[4] sont parvenues à démontrer que l'environnement, et singulièrement l'alimentation, peut favoriser l'apparition d'un cancer de la prostate.

– L'origine ethnique afro-antillaise : Des études scientifiques quantitatives démontrent que les hommes d'origine africaine, antillaise et la population noire-américaine semblent davantage à risque de développer un cancer de la prostate, sans que l'on sache très bien en expliquer les raisons. La population masculine d'ascendance africaine présente plus de risque de développer le cancer de la prostate. Rebbek, Zeigler-Johnson, Heyns, Gueye (2011) estiment que le cancer de la prostate chez les Noirs africains serait principalement chez des sujets relativement jeune (en moyenne inférieure à 60 ans). L'origine ethnique africaine (les hommes noirs) ou l'appartenance biologique et génétique à l'ethnie africaine est identifiée comme un facteur de risque important dans la survenue du cancer de la prostate. Des données récentes révèlent que la vulnérabilité des populations de souche africaine serait liée, entre autres, à la prédisposition génétique de la race noire, ou « l'ethnie africaine » (en terme médical). C'est ce que signalent Kikachukwu Otiono & al (2023,

[4] Prostate.fr, « Facteurs de risques du cancer de la prostate » https://www.prostate.fr/cancer-de-la-prostate/facteurs-de-risques/

p. E102), citant Conti et al. (2017), à propos des recherches menées aux États-Unis.

II. Impact du cancer de la prostate sur la fertilité masculine

L'impact du cancer de la prostate sur la fertilité chez l'homme est essentiellement lié à l'atteinte de la fonction érectile pouvant être secondaire aux différents traitements proposés. En effet, comme le soulignent Saad et McComack (2019) : « ce sont les traitements du cancer qui peuvent entrainer un dysfonctionnement érectile ». Cette dernière complication, qui est la plus fréquemment observée, et constitue la hantise des hommes, peut faire suite à une prostatectomie radicale, une radiothérapie (externe ou interne), une hormonothérapie, une cryothérapie. Cependant, l'orgasme ou la sensation de jouissance étant contrôlé par d'autres nerfs, situés loin de la glande prostatique, est quant à elle préservé, de même que la libido.

Dans le cas d'une prostatectomie radicale, le dysfonctionnement érectile survient lorsque les nerfs qui sont responsables de l'érection du pénis, qui sont situés très près de la prostate (dans les bandelettes latérales), ont été sectionnés ou lésés pendant l'opération. Il est souvent possible de les épargner (c'est la technique préservant les nerfs érectiles), mais cela est pratiquement impossible si la tumeur est trop agressive, d'un grand volume, ou localisée trop près de ces nerfs. Saad et McComack (2019) rapportent cependant que l'utilisation de la technique de préservation des nerfs érectiles ne garantit pas toujours que le patient va conserver sa fonction érectile. Par ailleurs, dans la période post-opératoire immédiate, il est pratiquement impossible pour tous les patients d'avoir une érection. Les choses rentrent peu à peu dans l'ordre dans l'année qui suit pour environ 50 % des hommes qui étaient capables d'avoir une érection avant l'opération et dont on a préservé les nerfs érectiles. Lorsqu'il n'a pas été possible de conserver les nerfs érectiles lors de l'opération, sans un recours à un traitement, le dysfonctionnement persiste chez la totalité des hommes. Certes, il existe maintenant des moyens simples de traiter le dysfonctionnement érectile et de redonner à la plupart des hommes opérés une capacité érectile permettant une activité sexuelle satisfaisante, surtout si les nerfs ont été préservés, cependant, 10 % à 25 % des patients opérés ne pourra pas avoir d'érection malgré la prise de médicaments oraux ou en injection intrapénienne. Les hommes qui le désirent peuvent avoir recours à la pose d'implants péniens pour retrouver une vie sexuelle quasi-normale.

Après une prostatectomie totale (ablation totale de la prostate), les hommes sans prostate ne vivent plus qu'un orgasme sec sans éjaculat, car ils ne peuvent plus produire de sperme à cause de la glande manquante. Cela s'explique par le fait qu'outre la prostate, les extrémités des canaux déférents et les vésicules séminales sont enlevées. Et donc, on peut conclure que la prostate n'intervient directement que dans la sexualité à visée reproductrice. Son rôle dans la sexualité non reproductrice (qu'elle soit « amour » / ludique / érotique) n'est qu'indirect et se traduit par une modification de l'éjaculation (diminution de volume, douleurs, éjaculation rétrograde).

Le trouble de l'érection est souvent permanent chez 40 % à 60 % des hommes ayant bénéficié d'une radiothérapie externe contre 20 à 40 % avec la brachythérapie (radiothérapie interne). Cependant, ce dysfonctionnement érectile est d'apparition progressive et peut survenir plusieurs mois voire deux ans en post-radique. Par ailleurs, ce traitement entraine un dessèchement de la prostate avec comme conséquence une diminution importante de l'éjaculat, qui nourrit les spermatozoïdes et donc, les hommes deviennent généralement infertiles.

L'hormonothérapie quant à elle cause une baisse de la libido dès les premières semaines (en raison d'une chute du taux de testostérone) et entraine ainsi indirectement un dysfonctionnement érectile, qui impacte ainsi la fertilité de l'homme souffrant du cancer de la prostate. Cependant, lorsque le traitement hormonal est bref, ces complications disparaissent dans la majorité des cas.

Si toutes ces causes impactant la fertilité de l'homme atteint du cancer de la glande prostatique sont d'ordre physique, il s'avère important de souligner l'impact non négligeable du stress sur la libido de l'homme et donc, indirectement sur sa fertilité, pouvant être généré par l'annonce du diagnostic lui-même ou le fait de se savoir atteint d'une pathologie potentiellement « non curable », surtout lorsqu'il est diagnostiqué tardivement, hypothéquant ainsi les chances d'une prise en charge pouvant permette la préservation des nerfs érectiles.

III. Considérations épidémiologiques

Selon l'OMS, le cancer de la prostate est le premier cancer masculin en Afrique subsaharienne. À ce sujet, dans le rapport du Conseil des ministres de la Santé de l'Union Africaine, (2013, p.6), on relève les données suivantes :

> Avec un taux d'incidence ajusté selon l'âge de 17,5/100 000 et de taux de mortalité de 12,5/100 000, le cancer de la prostate vient en première position en matière d'incidence et de décès par le cancer parmi les hommes en Afrique. Les incidences du cancer de la prostate chez les hommes à travers les régions africaines sont : 53,9/100 000 en Afrique australe, 22,2/100 000 en Afrique de l'Ouest, 16,4/100 000 en Afrique centrale, 14,5/100 000, en Afrique de l'Est, et 8,1/100 000 en Afrique du Nord. En revanche, la mortalité due au cancer de la prostate chez les hommes à travers les régions africaines est : 19,3/100 000 en Afrique australe ; 18,3/100 000 en

Afrique de l'Ouest, 16,4/100 000 en Afrique centrale, 11,7/100 000 en Afrique de l'Est, et 6,2/100 000 en Afrique du Nord. Il est important de noter que les taux d'incidence rapportés pour les régions africaines pourraient être sous-estimés, en raison du faible dépistage du cancer de la prostate et le peu d'utilisation du test de dépistage de l'antigène prostatique dans les pays à faible revenu. Indépendamment, la lutte contre le cancer de la prostate en Afrique est d'une importance significative pour la santé des hommes, étant donné le fardeau de la maladie en Afrique.

En Afrique au sud du Sahara, des nombreuses études, parmi lesquelles l'étude de Nzamba et al. (2020, p.50) « Cancer de la prostate chez le sujet de race noire en Côte-d'Ivoire » révèle que : « le cancer de la prostate est considéré comme un véritable problème de santé publique avec de nouveaux enjeux sanitaires. » Également, le rapport de l'ONU sur la santé publié le 11 mai 2022 « Afrique subsaharienne : la charge du cancer devrait presque doubler dans les 20 *prochaines années* » indique que parmi les caractéristiques du cancer en Afrique subsaharienne : « chez les hommes, le type de cancer le plus fréquent est le cancer de la prostate (77 300 cas), suivi du cancer du foie (24 700 cas) et du cancer colorectal (23 400 cas). Le cancer de la prostate est le principal cancer incident chez l'homme dans 40 pays d'Afrique subsaharienne. Pour les hommes, l'incidence cumulée correspondante à l'âge de 75 ans est plus faible (12,2 %), avec le cancer de la prostate qui est responsable d'un tiers de ce risque (4,2 %). » Sur le plan épidémiologique, les données les plus intéressantes se trouvent dans la présentation d'ALIAM (Alliance des Ligues francophones Africaines et Méditerranéennes contre le cancer) publié en juin 2017 sous le titre « Les cancers en Afrique francophone » :

Tableau 1 *: incidence et mortalité du cancer de la prostate dans les trois zones des pays francophones*

Prostate (GLOBOCAN 2012)	Nombre de nouveaux cas annuel (Incidence) 2012	Taux d'incidence standardisé 2012	**Prévision : nombre de nouveaux cas 2030**	Mortalité (nombre) 2012	Taux de mortalité standardisé 2012	**Prévision : nombre de décès 2030**
Maghreb (4 pays)	6 345	10.5	11 565	4 114	6.8	7 560
Afrique francophone (21 pays)	11 539	24.1	20 600	9 817	21.7	17 428
Océan indien francophone (3 pays)	1 773	31.5	3 346	1 395	24.1	2 516

[1] Source GLOBOCAN 2012 : les taux d'incidence et de mortalité sont exprimés pour 100 000 habitants, et sont standardisés sur l'âge (la population de référence est la population mondiale)

À propos du cancer de la prostate on découvre aussi les données suivantes dans la présentation d'ALIAM (2017, p.13) : « L'essentiel à savoir sur le cancer en Afrique : le cancer n'est pas seulement une maladie des pays riches, au contraire il devient un fléau qui sévit de plus en plus dans les pays à faible et moyen revenu... »

> Une étude a été menée pendant 2 ans au Sénégal sur une population non sélectionnée de 572 hommes (âge moyen 65,5 ans). Une biopsie était réalisée chez les patients ayant un taux de PSA total supérieur à 4 ng/ml (66 cas) et/ou une anomalie au toucher rectal (11 cas). Sur 72 biopsies pratiquées, un cancer a été retrouvé chez 22 hommes soit 4 % (8).
>
> Une autre étude est réalisée à Kinshasa chez 160 hommes, âgés de 40 à 70 ans (9).
>
> La biopsie prostatique n'a été réalisée que chez des sujets présentant des signes suspects (N=38). Quatre adénocarcinomes ont été détectés, soit un taux de détection du cancer de la prostate de 2,5 %.
>
> Le cancer de la prostate est donc fréquent et le dépistage reste la meilleure façon de procéder à un diagnostic précoce. À défaut de mener des dépistages de masse, il est important d'encourager le dépistage individuel et le diagnostic précoce par une bonne sensibilisation. (ALIAM, 2017, p.56)[5]

L'Alliance des Ligues francophones africaines et méditerranéennes contre le cancer, en sigle ALIAM, (2009) indiquait déjà que cancer de la prostate est un problème de

---

[5] Études citées :
- Niang L, Kouka CN, Jalloh M, Gueye SM. *Screening for Prostate Cancer by Digital Rectal Examination and PSA Determination in Senegal.* ISRN Oncol 2011; 2011: 943704.
- Punga-Maole AM, Moningo DM, Kayembe PK, Tshikuela ML, Kabongo JM. *Study of prostate cancer screening in a populationof employees of a Kinshasa company in the Democratic Republic of Congo. Detection rate and nutritional and geographical risk factors.* Prog Urol 2008; 18:512-8.

santé publique en Afrique francophone, même si son incidence et sa mortalité sont actuellement sous-estimées. Sur le plan épidémiologique[6].

En conclusion, il sied de signaler que, selon les données de l'OMS (GLOBOCAN, 2020), le cancer de la prostate est le premier cancer masculin en Afrique subsaharienne en général et en particulier dans mon pays, la République Démocratique du Congo. Son incidence est en constante augmentation. Le taux très élevé de mortalité dû au cancer de la prostate est un problème aigu de santé publique dans la ville de Lubumbashi, deuxième grande ville du pays en superficie, capitale de la province minière du Haut- Katanga, ville qui compte près de 3,5 millions d'habitants, une population généralement jeune (moyenne d'âge : 40 ans ; espérance de vie (hommes) : 60 ans). Comme dans d'autres pays africains, le cancer de la prostate est un réel problème de santé publique. C'est le cas au Sénégal, où l'étude de Modou Ndiaye et al. (2020, p. e4009) note que : « L'incidence du cancer de la prostate est en augmentation dans notre centre de Dakar. Les formes

---

[6] Dans le monde entier, le cancer de la prostate est parmi les types de cancer les plus courant chez l'homme ; survenant essentiellement après 50 ans, voire 40 ou 45 ans dans les formes familiales (moins de 10 % des cas). Sur le plan épidémiologique, son incidence a fortement augmenté lors de ces dernières décennies (vieillissement de la population, amélioration des moyens diagnostiques et dépistage individuel par dosage du PSA (1). Il est le deuxième cancer le plus répandu chez l'homme, derrière le cancer du poumon et constitue la quatrième cause de décès par cancer pour l'ensemble de la population mondiale comme l'indiquent plusieurs études, notamment Fournier, Valeri, Mangin, Cussenot (2004), Rebbek, Zeigler-Johnson, Heyns, Gueye (2011), Tengue, Kpatcha, Botcho, Leloua, Amavi, Sikpa, Sewa, Anoukoum, Amegbor, Dosseh (2015), Terrier, Terrier, Morel-Journel, Baldini, Ruffon (2017), Villers et Groslaude (2007). Les chercheurs et médecins français, Terrier et al (2017), affirment même que « le cancer de la prostate (adénocarcinome prostatique) est devenu un problème de santé publique de premier plan au cours des quinze dernières années, comme en témoignent les données épidémiologiques (10 104 décès en France en 2000) ».

métastatiques restent prédominantes assombrissant le pronostic vital. Des campagnes de dépistage précoce du cancer de la prostate sont à envisager ». De même, c'est le cas en Côte-d'Ivoire, où l'étude des médecins chercheurs ivoiriens Nzamba et al. (2020) « Cancer de la prostate révèle que « le cancer de la prostate est considéré comme un véritable problème de santé publique avec de nouveaux enjeux sanitaires. »

IV. La population masculine de la ville de Lubumbashi en RDC face au cancer de la prostate : similarités avec certaines villes africaines au sud du Sahara

Dans le contexte de ma pratique professionnelle de médecine chirurgicale en République Démocratique du Congo aux cliniques universitaires de Lubumbashi (CHU de l'Université de Lubumbashi) j'étais amenée à pratiquer des interventions de prostatectomie. L'amélioration de la qualité des soins chirurgicaux aux malades atteints d'un cancer de la prostate m'ont poussé jusqu'à effectuer, en 2006, un stage de médecine en Belgique dans le service d'urologie de l'hôpital Érasme (le CHU de l'université Libre de Bruxelles). Dans le contexte de ma pratique professionnelle en chirurgie à Lubumbashi, j'ai fait trois constats corroborés par d'autres dans certaines villes africaines : **premier constat** : dans la grande majorité des patients qui fréquentent ces cliniques pour raison des problèmes de santé liés aux troubles mictionnels, le cancer de la prostate est souvent découvert à des stades avancés avec un taux de décès élevé ; **deuxième constat,** l'âge des patients atteints du cancer de la prostate est de plus en plus jeune de 45 ans à 60 ans ; **troisième constat** : les patients fortunés de Lubumbashi partent bien souvent dans les pays étrangers (en Afrique du Sud ou en Inde, soit encore en France et en Belgique, ou au Canada et aux États-Unis) pour se faire dépister et soigner leur maladie liée à la prostate ; **quatrième**

constat : au sujet de la prostate, il circule dans la ville de Lubumbashi des idées bien ancrées dans la société, par exemple : « toucher à la prostate rend impuissant » ; « toucher à la prostate rend infertile », etc. Ces idées reçues ou représentations sociales empêchent les hommes de consulter à temps ou de se prêter au dépistage.

Ces quatre constats reviennent également dans les études d'autres villes africaines au sud du Sahara sur le cancer de la prostate.

Premier constat : dans ma pratique professionnelle médicale dans la ville de Lubumbashi en République Démocratique du Congo, la grande majorité des patients qui consultent pour raison des problèmes de santé liés aux troubles mictionnels, le cancer de la prostate est souvent découvert à des stades avancés, ce qui occasionne un taux de décès élevé dû au cancer de la prostate. Ailleurs en Afrique subsaharienne, d'autres ont fait le même constat que moi, c'est le cas de Tengue et al. (2015) « Profil épidémiologique, diagnostique, thérapeutique et évolutif du cancer de la prostate au Togo » à Lomé qui notent ceci dans la conclusion de leur étude : « Le cancer de la prostate est une affection fréquente au Togo avec une incidence en augmentation. ... La présence de nombreuses formes métastasées qui le caractérisent est liée à un retard de consultation de nos patients. Ceci explique également le taux de décès par cancer de prostate élevé dans notre série ». Il en va de même en Côte-d'Ivoire, l'étude des médecins chercheurs ivoiriens Nzamba, Odo, Nziengui, Kouassi, Kagambega, Touré (2020) « Cancer de la prostate chez le sujet de race noire en Côte-d'Ivoire ». Ces auteurs indiquent que : dans 95 % des cas, nos patients consultaient à un stade localement avancé ou métastatique avec l'os comme site préférentiel (68 % des cas). Conclusion : Le cancer de la prostate survient dans notre contexte d'exercice chez des patients relativement jeunes avec une fréquence de plus en plus croissante d'antécédents familiaux... Nos patients consultaient le plus souvent à des stades localement avancés ou métastatiques dans 95 % des cas. Ce diagnostic tardif était le plus souvent observé chez les patients de bas socioéconomique ».

Deuxième constat : dans la ville de Lubumbashi en République Démocratique du Congo, dans l'exercice de ma fonction de médecin, j'ai été confronté au phénomène de l'âge des patients atteint du cancer de la prostate : l'âge des patients est de plus en plus jeune, allant de 45 ans à 60 ans. Ce constat est corroboré par les études dans d'autres villes africaines au sud du Sahara. C'est le cas de l'étude de Nzamba et al. (2020) à Abidjan en Côte-d'Ivoire. Il en va de même à Lomé au Togo rapporté successivement par les études de l'étude de Kpatcha et al. (2013) ; Tengue et al. (2016).

Étude 1 : celle des médecins chercheurs ivoiriens Nzamba, Odo, Nziengui, Kouassi, Kagambega, Touré (2020) « Cancer de la prostate chez le sujet de race noire en Côte-d'Ivoire » indique :

Résultats : L'âge moyen était de 57 ans. La notion de cancer familiale concernait 17,7 % patients. Le PSA était supérieur à 50 ng/ml dans 71 % des cas. *Dans 95 % des cas, nos patients consultaient à un stade localement avancé* ou métastatique avec l'os comme site préférentiel (68 % des cas).

Conclusion : Le cancer de la prostate survient dans notre contexte d'exercice chez des patients relativement jeunes avec une fréquence de plus en plus croissante d'antécédents familiaux... Nos patients consultaient le plus souvent à des stades localement avancés ou métastatiques dans respectivement 57 % des cas. Ce diagnostic tardif était le plus souvent observé chez les patients de bas niveau socioéconomique ».

Cette étude des médecins chercheurs ivoiriens note clairement que : « Le cancer de la prostate est étroitement lié à l'âge et à la race. Son incidence standardisée en Côte-d'Ivoire était, en 2018, de 17,2 %... En Afrique au sud du Sahara, le cancer de la prostate est considéré comme un véritable problème de santé publique avec de nouveaux enjeux sanitaires. ... En Côte-d'Ivoire, à notre connaissance, très peu d'études se sont intéressées aux particularités épidémiologiques, diagnostics et thérapeutiques du cancer de la prostate ».

Étude 2 : celle des médecins chercheurs africains (togolais et sénégalais) « Prévalence du cancer de la prostate à l'autopsie chez le noir africain : à propos d'une série de 81 cas » publiée dans le *Journal de Recherche Scientifique de l'Université de Lomé* (Togo), il s'agit de l'étude de Kpatcha, Anoukoum, Darré, Botcho, Sarr, Gaye, Ndoye, Diagne (2013). La conclusion de cette étude indique que les populations masculines africaines diagnostiquées du cancer de la prostate sont de plus en plus jeunes et, le diagnostic arrive souvent trop tard, d'où le taux élevé de mortalité :

> **Résultats** : L'âge moyen des sujets était de 48,8 ans+-/10,7 ans. Le poids moyen des pièces d'autopsies était de 39,09 g +/- 9,5 g. L'adénocarcinome a été retrouvé sur 21 pièces (25,92 %). Les prévalences étaient de 21,42 % pour la 4e décennie, 40 % pour la 5e et 66,66 % pour la 9e décennie. Les lésions de néoplasie intra épithéliale étaient présentes sur 7 prostates (8,64 %). Les prévalences étaient respectivement de 5 % pour la tranche de 20-29 ans, 28 % pour la tranche 30 -39 ans et 13,33 % pour la tranche 40-49 ans. L'adénome de prostate a été observé sur 18 pièces (22,2 % des cas prélevés). La tranche d'âge la plus représentée était celle des 60-69 ans avec 6 cas.

Conclusion : Au total, les lésions d'adénocarcinome prostatique et de néoplasie intra épithéliale concernait les hommes africains jeunes dont une proportion non négligeable était non diagnostiquée. Ainsi, l'âge de début du dépistage du cancer de la prostate en Afrique devrait être réévalué et abaissé. Il pourrait ainsi être débuté dès la 4e décennie (30-39 ans).

Étude 3 : il s'agit de l'étude des médecins chercheurs togolais : « Profil épidémiologique, diagnostique, thérapeutique et évolutif du cancer de la prostate au Togo » de Tengue, Kpatcha, Botcho, Leloua, KAmavi, Sikpa, Sewa, Anoukoum, Amégbor, Dosseh (2016) publiée dans *African Journal of Urology* indique :

> **Résultats** : En 3 ans, 232 cas de cancer de la prostate ont été pris en charge dans le service d'urologie du CHU Sylvanus Olympio soit en moyenne 77,3 cas/an. L'âge moyen des patients était de 68,5 ± 9,6 ans avec des extrêmes de 47 ans et 97 ans. La manifestation clinique prédominante était la douleur osseuse associée à des troubles urinaires. Le taux de PSA total médian était de 123,5 ng/ml. L'histologie montrait qu'il s'agissait d'un adénocarcinome dans tous les cas avec 32,7 % de formes peu différenciées. Le bilan d'extension révélait 75,9 % des tumeurs métastasées. Le site de prédilection des métastases était le tissu osseux, mais un cas de métastase cutanée était noté. La prostatectomie radicale était réalisée chez 15 patients soit 6,4 % et le traitement hormonal dans 93,1 % des cas. Le taux de décès observé dans notre série était de 15,1 %.

Conclusion : Le cancer de la prostate est souvent découvert au Togo à des stades avancés avec un pourcentage de décès élevé d'où l'intérêt d'insister sur les moyens de dépistage.

Dans ses conclusions, cette étude est beaucoup plus explicite concernant le déficit du dépistage : « Le cancer de la prostate est une affection fréquente au Togo avec une incidence en augmentation. Il se manifeste essentiellement par des troubles urinaires associés à des douleurs osseuses. Il survient surtout vers la septième décade. La présence de nombreuses formes métastasées qui le caractérisent est liée à un retard de consultation de nos patients. Ceci explique également le taux de décès par cancer de prostate élevé dans notre série. Le dépistage et la consultation précoce (dès les premiers symptômes) constituent les meilleurs moyens permettant d'améliorer la survie devant le cancer de la prostate ».

Troisième constat : **dans l'exercice de ma fonction de médecin, j'ai fait l'expérience de la migration médicale ou du phénomène du tourisme médical, c'est-à-dire, les patients fortunés de Lubumbashi partent bien souvent dans les pays étrangers (en Afrique du Sud ou en Inde, soit encore en France et en Belgique, ou au Canada et aux États-Unis) pour se faire dépister et se faire soigner leur maladie liée à la prostate.** En effet, pour se faire dépister et soigner leur maladie liée à la prostate, presque 100 % des patients fortunés de Lubumbashi qui fréquentent les Cliniques universitaires partent bien souvent dans les pays étrangers mieux outillés. Ailleurs en Afrique subsaharienne, d'autres ont fait aussi ce même constat, c'est le cas de l'étude de Kpatcha et al. 2013 à Dakar qui indiquent ce qui suit : « En Afrique le bas niveau de médicalisation et les difficultés à l'accès des services de santé rendent cette affection moins connue et le diagnostic tardif, parfois même non diagnostiquée. ... » De son côté, Nys (2010) dans son étude « Les nouveaux flux de migrations médicales » pointe le phénomène « du tourisme médical qui amène les patients à se faire soigner là où les soins offrent le meilleur rapport qualité-prix ; on constate un flux de patients "aisés" »[7].

Quatrième constat : au sujet de la prostate, il circule dans la ville de Lubumbashi des idées bien ancrées dans la

[7] Nys, J.F. (2010), « Les nouveaux flux de migrations médicales » in *Revue Internationale et Stratégique* 2010/1 (n° 7), p. 24-35.
https://www.cairn.info/revue-internationale-et-strategique-2010-1-page-24.htm

société, par exemple : « toucher à la prostate rend impuissant » ; « toucher à la prostate rend infertile » ; « le cancer de la prostate est une maladie des Blancs », « le cancer en général est une maladie des pays riches importée dans les pays pauvres » ; « la médecine des Blancs est incapable de guérir le cancer », « le cancer est parmi les dégâts causés par la sorcellerie, dont font partie la stérilité de la femme et l'impuissance de l'homme, la mort des ovaires et des testicules ». Toutes ces représentations sociales empêchent les gens de se faire dépister et de consulter précocement. Ailleurs en Afrique subsaharienne, d'autres aussi ont observé ces mêmes idées propres à la culture des sociétés africaines. C'est le cas de Germaine Amekoudi, (2020, p.187-189), dans son étude anthropologique « Les perceptions du cancer par les patients, leur entourage et les soignants à Lomé au Togo » :

> Le cancer est considéré comme « une maladie des blancs », une maladie des pays riches ou de l'occident. Le premier sens est lié à la considération de la maladie comme une maladie étrangère. Et l'étranger duquel viendrait cette maladie est l'Occident. Le deuxième sens : le cancer est donc considéré comme n'existant pas autrefois dans les cultures locales... Le cancer serait une maladie née du contact des blancs, ou peut être, ramenée par les Africains ayant vécu en Occident. En second lieu, le cancer est considéré comme une maladie des blancs en raison des possibilités de traitements disponibles ou indisponibles en Afrique... Le cancer, une maladie des riches : La considération du cancer comme une maladie de riches n'est pas très éloignée de la précédente... D'une part, le cancer est considéré comme une maladie de riches, car il serait plus fréquent chez les personnes riches que chez les pauvres selon les données recueillies... D'autre part, le cancer est considéré comme une maladie des riches à cause des « coûts exorbitants » dans lesquels s'engagent les familles des patients qui en sont atteints... En effet, le cancer est une maladie qui fait beaucoup dépenser.

Les représentations ici évoquées par Amekoudi (2020) confirment la pensée de Saradon-Eck, (2004, p.45) : « Le modèle explicatif de la maladie est à la fois sens et langage, outil d'explication et outil de communication, une communication qui porte sur soi-même, mais en utilisant un code défini culturellement (les représentations culturelles et les significations sociales de la maladie) et qui est porteur d'un sens que lui attribue le contexte culturel et social ».

Conclusion et recommandations

Pour synthétiser, plusieurs considérations méritent d'être retenues pour la formulation des recommandations, parmi lesquelles celles-ci :

– Le cancer de la prostate en Afrique au sud du Sahara est un réel problème de santé publique, son incidence est en augmentation, avec un taux de mortalité très élevé. C'est ce que révèle entre autres l'étude de Nzamba et al. (2020, p.50) « Cancer de la prostate chez le sujet de race noire en Côte-d'Ivoire » indiquant que : « le cancer de la prostate est considéré comme un véritable problème de santé publique avec de nouveaux enjeux sanitaires ». C'est également ce qu'indique l'étude Modou Ndiaye et al. (2020, p. e 4004) au Sénégal : « Cancer de la prostate au Centre Hospitalier Universitaire Aristide Le Dantec de Dakar » : « Le cancer de la prostate représente un enjeu majeur de santé publique, mais il reste très peu documenté en Afrique subsaharienne... L'incidence du cancer de la prostate est en augmentation dans notre centre. Les formes métastatiques restent prédominantes assombrissant le pronostic vital. Des campagnes de dépistage précoce du cancer de la prostate sont à envisager. ». Également, le rapport de l'ONU sur la santé, publié le 11 mai 2022, « Afrique subsaharienne : la charge du cancer devrait presque doubler dans les 20 prochaines années » indique que parmi les caractéristiques du cancer en Afrique subsaharienne : « chez les hommes, le type de cancer le plus fréquent est le cancer de la prostate (77 300 cas), suivi du cancer du foie (24 700 cas) et du cancer colorectal (23 400 cas). Le cancer de la prostate est le principal cancer incident chez l'homme dans 40 pays d'Afrique subsaharienne ».

– Parmi les facteurs de risques avérés du cancer de la prostate, figure l'origine ethnique indiquant que la population masculine de souche africaine, à savoir les Africains d'Afrique, les Afro-Américains ou les populations des Caraïbes, est plus à risque. En comparaison avec la population masculine caucasienne et la population masculine asiatique, la population masculine de souche africaine est plus vulnérable au cancer de la prostate. C'est ce que révèle entre autres l'étude de Crawford (2003) qui stipule que les Afro-Américains ont 1,6 fois plus de risques de développer un cancer de la prostate que les Américains blancs ou les Américaines d'origine asiatique. Aussi l'étude de Lloyd et al. (2015), publié dans *BMC Medicine*, indiquant que les hommes d'origine africaine vivant en Angleterre ont deux fois plus de risques d'être diagnostiqués d'un cancer de la prostate et d'en mourir que les hommes d'origine caucasienne. De même la Société Canadienne du Cancer (2020) qui indique elle aussi que « les hommes noirs originaires de l'Afrique ou des Caraïbes ont presque deux fois plus de risque de développer un cancer de la prostate que les hommes non noirs ». C'est aussi ce qu'affirme Lipsker (2020) à propos des Caribéens : « Il a été démontré que le risque de développer un cancer de la prostate est plus important chez les hommes d'origine africaine que chez les hommes d'origine caucasienne. Par ailleurs l'incidence du cancer de la prostate aux Antilles est du même ordre que celui constaté chez les populations afro-américaines aux USA ou africaines en Angleterre. En France métropolitaine, le taux d'incidence est d'environ 90 cas pour 100 000 habitants par an. Le taux d'incidence est de plus du double aux Antilles. Cette sur-incidence aux Antilles n'a cependant rien de surprenant. En effet les origines des populations des îles remontent à l'Afrique subsaharienne ».

– Par manque de dépistage permettant de le découvrir au stade précoce, le cancer de la prostate est généralement découvert à un stade plus avancé et un grade plus élevé. En Afrique subsaharienne, les études montrent que ce cancer concerne de plus en plus des sujets jeunes, comme l'indiquent des médecins et chercheurs togolais Tengue et al. (2015). C'est aussi ce que révèle le rapport d'ALIAM (Alliance des Ligues francophones Africaines et Méditerranéennes contre le cancer) (2017, p.56) : « Spécificité africaine du dépistage : Le dépistage du cancer de la prostate n'est pas courant en Afrique, alors que la maladie y sévit à grande échelle ; des hommes de plus en plus jeunes en sont atteints ».

Pour aller vers les recommandations, il faut donc prendre en compte les différentes données suivantes qui ont été mises en lumière dans cette étude :

1° Parmi les facteurs de risque du cancer de la prostate, des nombreuses études scientifiques indiquent que l'origine ethnique afro-antillaise figure en bonne place, c'est-à-dire que les Africains d'Afrique, les Afro-Américains et les populations noires des Caraïbes, constituent une catégorie à haut risque. Statistiques à l'appui, ces études révèlent que les hommes de souche africaine ont plus de risque d'être diagnostiqués du cancer de la prostate, de le développer et d'en mourir plus que les hommes de souche caucasienne et les hommes de souche asiatique. 2° Les patients africains atteints du cancer de la prostate sont de plus en plus jeunes. En d'autres termes, les populations masculines africaines diagnostiquées du cancer de la prostate sont de plus en plus jeunes et, le diagnostic arrive souvent trop tard, d'où le taux élevé de mortalité. 3° En Afrique subsaharienne, le cancer de la prostate est le premier cancer masculin selon l'OMS. Et plusieurs études scientifiques indiquent qu'il constitue un véritable problème de santé publique. Ce cancer n'est pas seulement une maladie des pays riches, au contraire il devient un fléau qui sévit de plus en plus dans les pays à faible et moyen revenu où on observe une augmentation sensible de prévalence ou d'incidence.

En conséquence de ces données, d'une part, nous préconisons et recommandons une mise en place d'un système planifié de dépistage du cancer de la prostate et de consultation précoce ; et d'autre part, nous préconisons et recommandons une politique de santé publique qui encourage l'abaissement de l'âge du dépistage à 40 ans au lieu de 50 à 60 ans maintenant.

À propos de l'encouragement du dépistage, nous rejoignons l'insistance sur l'importance et la priorité du dépistage afin de découvrir la maladie au stade précoce pour maximaliser les chances de survie, comme le préconise l'étude des urologues canadiens Rendon, Mason, Marzouk, Finelli, Saad, So, Violette, Breau, (2022) « Recommandations de l'Association des urologues du Canada sur le dépistage et le diagnostic précoce du cancer de la prostate » : « Le dépistage en population a montré des avantages dans la réduction de mortalité par cancer de la prostate... Lorsqu'on procède au dépistage du cancer de la prostate, l'objectif global devrait être la détection précoce d'un cancer de la prostate cliniquement important chez les hommes en bonne santé tout en minimisant la détection et le traitement des cancers à faible risque. » Il en va de même de la conclusion et recommandation de l'étude d'ALIAM (2017) : « Le cancer de la prostate est donc fréquent en Afrique subsaharienne et le dépistage reste la meilleure façon de procéder à un diagnostic précoce. À défaut de mener des dépistages de masse, il est important d'encourager le dépistage individuel et le diagnostic précoce par une bonne sensibilisation ». D'où, pour multiplier les chances de survie et réduire le taux de mortalité dû au cancer de la prostate, le dépistage est indiqué comme la voie à suivre.

À propos de l'abaissement de l'âge concerné par le dépistage du cancer de la prostate, nous rejoignons la conclusion des plusieurs études, notamment l'étude de Terrier et al. (2017) : « L'incidence du cancer de la prostate diminue grâce à une pratique plus ciblée du dépistage et à l'amélioration des outils diagnostiques. Le dépistage de masse n'est pas recommandé. Le diagnostic individuel précoce repose sur un dosage du taux de Prostate Specific Antigene (PSA) associé au toucher rectal,... ». C'est aussi ce qu'indique l'étude de Tengue et al., (2015) : « Le cancer de la prostate est une affection fréquente au Togo avec une incidence en augmentation. La présence de nombreuses formes métastasées qui le caractérisent est liée à un retard de consultation de nos patients. Ceci explique également le taux de décès par cancer de prostate élevé dans notre série. Le dépistage et la consultation précoce (dès les premiers symptômes) constituent les meilleurs moyens permettant d'améliorer la survie devant le cancer de la prostate ». C'est également la conclusion de l'étude de Kpatcha et al. (2013) : « Au total, les lésions d'adénocarcinome prostatique et de néoplasie intra épithéliale concernait les hommes africains jeunes dont une proportion non négligeable était non diagnostiquée. Ainsi, l'âge de début du dépistage du cancer de la prostate en Afrique devrait être réévalué et abaissé. Il pourrait ainsi être débuté dès la 4e décennie (30-39 ans) ». L'étude d'ALIAM (Alliance des Ligues francophones Africaines et Méditerranéennes contre le cancer) (2017) va dans le même sens : « Le cancer de la prostate est donc fréquent et le dépistage reste la meilleure façon de procéder à un diagnostic précoce. À défaut de mener des dépistages de masse, il est important d'encourager le dépistage individuel et le diagnostic précoce par une bonne sensibilisation ». Les recommandations des urologues canadiens sur le dépistage et le diagnostic précoce du cancer de la prostate, Rendon et al., (2022, R.63 et 68), abondent dans le même sens : « Lorsqu'on procède au dépistage du cancer de la prostate, l'objectif global devrait être la détection précoce d'un cancer de la prostate cliniquement important chez les hommes en bonne santé tout en minimisant la détection et le traitement des cancers à faible risque. ... Le dépistage en population a montré des avantages dans la réduction de mortalité par cancer de la prostate ». De même au Sénégal, l'étude de Modou Ndiaye et al. (2020, p. e4009) note : « L'incidence du cancer de la prostate est en augmentation dans notre centre de Dakar. Les formes métastatiques restent prédominantes assombrissant le pronostic vital. Des campagnes de dépistage précoce du cancer de la prostate sont à envisager ».

Références

Abdulwahab A. Ajape, Kazeem O. O. Ibrahim1, John A. Fakeye1, Olusegun O. Abiola, (2010), « An overview of cancer of the prostate diagnosis and management in Nigeria : The experience in a Nigerian tertiary hospital », in *Annals of African Medicine* vol.9, n° 3 : 113-7

Alliance des Ligues Francophones Africaines et Méditerranéennes (ALIAM) (2017) *Les cancers en Afrique francophone.* Paris, France : La Ligue Nationale contre le Cancer, 136 p. https://www.iccp-portal.org/system/files/resources/LivreCancer.pdf

Alioune, S., Yaya, S., Ibou, T., Boubacar, F., Ahmed, F.P., Mamadou, B., Meissa, T., Assane, D.B., (2011). « Détection précoce du cancer de la prostate chez le quadragénaire au Sénégal », in *Progrès en Urologie, vol.21, Issue 4, p.260-263*

https://www.sciencedirect.com/science/article/pii/S1166708710001776

Amégbor, T. K., Yao S, Tengué K, B. Gnamkoulamba, S G, Napo-Koura, James. K, (2009), « Épidémiologie et histopronostic du cancer de la prostate au Togo : à propos de 202 cas diagnostiqués au laboratoire d'anatomie pathologique du CHU Tokoin de Lomé », in *Progrès en urologie,* 19 : 112-115.

Amekoudi Ablavi Délali, G. (2020), Les perceptions du cancer par les patients, leur entourage et les soignants à Lomé, analyse descriptive au CHU SO, à la clinique Biasa et à la clinique de l'aéroport. 178-204. April 2020 DOI :10.19044/esj.2020.v16n11p178

Crawford, E.D. (2003) « Epidemiology of Prostate Cancer » in *Urology*, 62, S3-S12. http://dx.doi.org/10.1016/j.urology.2003.10.013

Diallo, I., Diamé, I.D., Diouf, C., Faye, S.T. , A. Thiam, A. et al. (2021), Les cancers urogénitaux en région périphérique de Sénégal à Propos de 156 cas. *Afr. J. Urol.*, Vol. 27 : 9-16.

Fall, B., Ze Ondo, C., Sarr, A., Ouedraago, B., Sow, Y., Thiam, A., Diallo, Y., Diao, B., Ahmed Fall, P., Kassim Ndoye, A., Ba, M., Assane Diagne, B.. (2015). Détection précoce du cancer de la prostate chez des apparentés du premier degré au Sénégal. *African Journal of Urology* Vol. 21, 225-229.

Gnamien K. P. (2018), Information pour le développement durable de la santé- Cas de l'usage des Réseaux sociaux dans la lutte contre la cancer de la prostate en Côte-d'Ivoire. *European Scientific Journal*. Vol. 14, N° 3 ISSN : 1857-7881.

Gueye, S.M., Jalloh, M.,Labou, I., Niang, L., Kane, R., Ndoye, M., (2004), « Profil clinique du cancer de la prostate au Sénégal », in *African Journal of Urology,* vol.10, n°3, Anniversary Issue 1995-2004, p. 203-207

https://www.ajol.info/index.php/aju/article/view/8074

Halidou, M., Kodo A, Diongolé H, Zakou ARH, Magagi I, & Amadou S. (2022). Le Cancer de la Prostate au Niger : Aspects Épidémiologiques Cliniques et Histologiques à l'Hôpital National de Zinder », in *Health Sciences and Disease*, *23*(6). Retrieved from https://hsd-fmsb.org/index.php/hsd/article/view/3721

Kpatcha T.M., Anoukoum T., Darré T., Botcho G., Sarr A., Gaye W., Ndoye A.K., Diagne B.A., (2013). « Prévalence du cancer de la prostate à l'autopsie chez le noir africain : à propos d'une série de 81 cas », in *J. Rech. Sci. Univ. Lomé* (Togo), 2013, Série D, 15 (3) : 393-397.

https://www.researchgate.net/publication/280111874_Prevalence_du_cancer_de_la_prostate_a_l%27autopsie_chez_le_noir_africain_a_propos_d%27une_serie_de_81_cas

Kunkel, E., Bakker, J., Myers, R., Oyesablun, O. et Gomella, L. (2000) « Biopsychosocial Aspects of Prostate Cancer » in *Psychosomatics*, vol. 41, no 2, p. 85-94.DOI : 10.1176/appi.psy.41.2.85

Larousse médicale. Paris 1995 : 1995 : 34-5, 160, 162, 688, 840-3, 853-4, 1008-9.

Lofters A.K., Bender, J.L, Swayze, S., Alibhai, S., Anthony Henry, A., Kenneth Noel, K. and Geetanjali D. Datta, G.D. « Prostate cancer incidence among immigrant men in Ontario, Canada : a population-based retrospective cohort study », November 01, 2022 10 (4) E956-E963; DOI : https://doi.org/10.9778/cmajo.20220069

Lipsker, A., (2020), *Le cancer de la prostate aux Antilles : une épidémie silencieuse*

https://www.urologue-andrologue.fr/cancer/le-cancer-de-la-prostate-aux-antilles-une-epidemie-silencieuse/

Lloyd, T., Hounsome, L., Mehay, A. *et al.* (2015). « Lifetime risk of being diagnosed with, or dying from, prostate cancer by major ethnic group in England 2008–2010» in *BMC Med* 13, 171. https://doi.org/10.1186/s12916-015-0405-5

Mason, R.J., Marzouk, K., Finelli, A., Saad, F., SO, A., Violette, P., Breau, R.H., Rendon, R.A., (2022). « Recommandations de l'Association des urologues du Canada sur le dépistage et le diagnostic précoce du cancer de la prostate » in Can Urol Assoc J., 2022 Avril;16(4):R21-R35.

Mbey, M. et coll. (2020), Clinical, Histopathological, and Prognostic Characteristics of Patients with Prostate Cancer in Lubumbashi, Democratic Republic of Congo in *Prostate Cancer*, Volume 2020, Article ID 5286929, 7 pages. https://doi.org/10.1155/2020/5286929

Modou Ndiaye1, Ousmane Sow, Amath Thiam, Alioune Sarr, Omar Gaye, Babacar Sine, Aboubacar traoré, et al. (2020). « Cancer de la prostate au Centre Hospitalier Universitaire Aristidie Le Dantec de Dakar : aspects épidémiologiques sur les cinq dernières années », in *Annales Africaines de Médecine*, (Ann. Afr. Med.), vol. 14, n° 1.

https://www.ajol.info/index.php/aamed/article/view/210115

Moningo, M.D. (2015). Profil épidémiologique et déterminants génétiques du cancer de la prostate à Kinshasa, Travail de thèse présenté et défendu, octobre 2015. Université de Kinshasa, RDC.

Mutsers, D. (1987). ABC de Gériatrie : Les affections prostatiques, In : *La Revue de la Médecine générale,* Liège, p. 65 : 19-20.

Ndiaye, M., Sow, O., Thiam, A., Sarr, A., Gaye, O. et al. (2020), Cancer de la prostate au Centre Hospitalier Universitaire Aristidie Le Dantec de Dakar : aspects épidémiologiques sur les cinq dernières années. *Ann. Afr. Med.*, vol. 14, n° 1.

Nys, J.F. (2010), « Les nouveaux flux de migrations médicales » in *Revue Internationale et Stratégique* 2010/1 (n° 7), p. 24-35.
https://www.cairn.info/revue-internationale-et-strategique-2010-1-page-24.htm

Nzamba B. P. L., Odo B. A., Nziengui T. C., Kouassi K. K. Y., Kagambega Z. A. G., Toure M. (2020), « Cancer de la prostate chez le sujet de race noire en Côte d'Ivoire » in *Rev. Int. Sc. Méd. Abj.* - issn 1817 - 5503 - Rism 2021;23,1:49-54.

ONU (2022) « Afrique subsaharienne : la charge du cancer devrait presque doubler dans les 20 prochaines années » publié le 11 mai 2022 / Santé https://news.un.org/fr/story/2022/05/1119792

Osegbe DN. (1997). « Prostate cancer in Nigerians : facts and nonfacts », in *J Urol.*, 157 (4) : 1340-1343.

Punga-Maole, A.M.-L, Moningo, D.M., Kayembe, P.K., Tshikuela, M.L., Kabongo, J//M/ (2008), « Étude de dépistage du cancer de la prostate au sein d'une population d'employés d'une entreprise de Kinshasa en République Démocratique du Congo. Taux de détection et facteurs de risques nutritionnels et géographiques » in *Progrès en Urologie,* vol 18, Issue 8, p.512-518.
https://doi.org/10.1016/j.purol.2008.04.009

Rebbek TR, Zeigler-Johnson CM, Heyns CF, Gueye SM. (2011) « Prostate cancer screening, detection and treatment practices, among sub-saharanafrican urologists », in *African Journal Urology,* 2011, 17, 85-91.

Rendon, R.A., Mason, R.J., Marzouk, K., Finelli, A., Saad, F., SO, A., Violette, P., Breau, R.H., (2022) « Recommandations de l'Association des urologues du Canada sur le dépistage et le diagnostic précoce du cancer de la prostate » in Can Urol Assoc J., 2017 Oct;11(10):298-309. doi : 10.5489/cuaj.4888.

Sarradonck-Eck, A. (2004), « Pour une anthropologie clinique : saisir le sens de l'expérience du cancer » dans Ben Soussan, P., *Le cancer : approche psychosomatique chez l'adulte*, Paris : Ères, p. 31 - 45

Sikpa, K.H., Kpatcha, T.M., Tengue, K.K., Sewa, E.V., Botcho, G., Gueouguede K.E. et al. (2021) Évaluation des connaissances générales des étudiants de l'université de Kara, sur le cancer de la prostate. *Jaccr Africa*; 5(4): 64-69

Société Canadienne du Cancer (2020), « Parler du risque de cancer de la prostate chez les hommes noirs », cancer de la prostate, publié le 15 juillet 2020.

https://cancer.ca/fr/about-us/news/2020/addressing-prostate-cancer-risk-in-black-men

Sow M, Nkegoum B, Essame Oyono JL. (2006), « Aspects épidémiologiques et histopathologiques des tumeurs urogénitales au Cameroun », in *Progrès en Urologie*, 16: 36-39.

Tengue K,. Kpatcha T.M, Botcho G, E. Leloua, A.KAmavi ,K. Sikpa, E. Sewa, T. Anoukoum, K. Amégbor, E. Dosseh (2016) « Profil épidémiologique, diagnostique, thérapeutique et évolutif du cancer de la prostate au Togo », in *African Journal of Urology*, 22:76–82.

http://dx.doi.org/10.1016/j.afju.2015.06.006

Terrier, M., J.E. Terrier, J.E., Paparel, P., Morel-Journel, N., Baldini, A., Ruffion, A., (2017), « Épidémiologie, diagnostic et pronostic du cancer de la prostate » in *Médecine Nucléaire*, vol 41, n° 5, p.329-334.

Troh, E., N'Dah, K.J., Doukouré, B. *et al.* (2014). « Cancers de la prostate en Côte-d'Ivoire : aspects épidémiologiques, cliniques et anatomopathologiques » in *J Afr Cancer* 6, 202–208. https://doi.org/10.1007/s12558-014-0314-5

Van Tillo, J.G., Zantvoort, F.A., Van Gool, AR. (1984). *Atlas du corps humain, nouvelle encyclopédie de la médecine,* édition Christophe Colombe, Milan, p. 241- 2.

Yeboah-Asiamah B, Yirenya-Tawiah D, Baafc D, Ackumey MM. (2017), Perceptions and knowledge about prostate cancer and attitudes towards prostate cancer screening among male teachers in the Sunyani Municipality, Ghana. *AJU.* ; 23 : 184-191

Analyse des déterminants sociaux des comportements sexuels à risque chez les étudiantes et étudiants dans les milieux universitaires en république démocratique du Congo

FELIX MOMAT K.[1], PATRICK MUBINDA K[2]., HUGUES ILUNGA N[2]., YVETTE YOWA M[2]., AÏDA KALENGA M[3]*., ERIC K. LUBOYA[4]., MICHEL KABAMBA N[5]., OSCAR LUBOYA[6]*., JEAN-BAPTISTE ZAMBEZE KAKOMA S.[1]*.

Résumé

Cette étude a analysé les déterminants socio-économiques et culturels influençant les comportements sexuels à risque chez les étudiants universitaires et des instituts supérieurs en République Démocratique du Congo (RDC). Une enquête multicentrique, transversale et analytique a été

[1] Faculté de Médecine, Université de Lubumbashi, Département de Gynécologie – Obstétrique, République Démocratique du Congo.
[2] Faculté de Médecine, Université de Kolwezi, Département de Gynécologie – Obstétrique, République Démocratique du Congo.
[3] Institut Supérieur de Commerce, ISC Lubumbashi, République Démocratique du Congo.
[4] Institut Supérieur des Techniques Médicales de Lubumbashi, ISTM Lubumbashi, République Démocratique du Congo.
[5] Ecole de Santé Publique, Université de Kamina, République Démocratique du Congo.
[6] Ecole de Santé Publique, Université de Lubumbashi, République Démocratique du Congo.

réalisée durant l'année académique 2021-2022, couvrant un échantillon représentatif dans neuf grandes villes de la RDC. Les résultats révèlent des disparités significatives en matière de comportements sexuels à risque, de morbidité sexuelle et de prévalence des infections sexuellement transmissibles (IST), en fonction des facteurs linguistiques, du contexte urbain-rural, du genre, et des conditions d'hébergement (internat vs externat). Ces conclusions mettent en lumière l'urgence de développer des programmes de prévention, de sensibilisation et d'éducation sexuelle adaptés aux spécificités locales afin de réduire les comportements à risque et promouvoir la santé sexuelle et reproductive.

Mots-clés : Comportement sexuel à risque, déterminants sociaux, étudiants, universités, RDC, prévention, sensibilisation.

Introduction

Les comportements sexuels à risque chez les étudiants, dans les milieux universitaires, représentent un enjeu majeur de santé publique, particulièrement dans les contextes socio-économiques et culturels complexes comme celui de la République Démocratique du Congo (RDC). Cette population est fréquemment exposée à des facteurs qui augmentent leur vulnérabilité aux infections sexuellement transmissibles (IST), aux grossesses non désirées et aux comportements sexuels à risque (Moses et al., 2021). L'urbanité-ruralité, les conditions de logement, ainsi que les différences culturelles et linguistiques, sont des déterminants sociaux clés qui influencent ces comportements (Cohen & Williams, 2021 ; Kimmel, 2022).

Les recherches montrent que les étudiants universitaires en RDC font face à des défis spécifiques tels que l'insuffisance d'éducation sexuelle adéquate, des pressions économiques et sociales, et des normes culturelles souvent restrictives (Heise et al., 2019). De plus, les inégalités d'accès aux services de santé sexuelle et reproductive exacerbent les risques associés à ces comportements (UNFPA, 2021). Les données sur les comportements sexuels à risque dans les milieux universitaires congolais sont encore limitées, ce qui rend impératif de mieux comprendre les facteurs qui influencent ces comportements afin d'adapter les stratégies de prévention.

Cette étude se propose d'examiner les déterminants sociaux du comportement sexuel à risque chez les étudiants dans les universités et instituts supérieurs en RDC. L'objectif est de fournir une analyse approfondie des facteurs sociaux, économiques et culturels qui contribuent à ces comportements, et de formuler des recommandations pour des politiques de santé publique et des interventions de prévention plus efficaces. En identifiant les influences spécifiques qui affectent les comportements sexuels des étudiants, cette recherche vise à contribuer à la conception de programmes de sensibilisation et de prévention mieux adaptés aux réalités locales.

Méthodologie

– Type et site d'étude

Cette étude multicentrique, transversale et analytique a été réalisée au cours de l'année académique 2021-2022, dans les universités et instituts supérieurs de neuf villes de la République Démocratique du Congo (RDC) : Kinshasa, Lubumbashi, Kisangani, Goma, Mbuji Mayi, Mbanza-Ngungu, Kikwit, Kananga et Mbandaka. L'objectif était d'analyser le comportement sexuel à risque parmi les étudiantes et étudiants en fonction des déterminants sociaux et environnementaux spécifiques.

– Échantillonnage et Collecte des Données

Un total de 2142 étudiants et étudiantes a été sélectionné en utilisant un échantillonnage stratifié basé sur cinq facteurs prédéfinis. Les institutions universitaires ont été regroupées selon quatre espaces linguistiques principaux de la RDC :

l'espace Swahiliphone (Lubumbashi, Kisangani, Goma), l'espace Lingalaphone (Kinshasa, Mbandaka), l'espace Kikongophone (Mbanza-Ngungu, Kikwit) et l'espace Kasaïphone (Mbuji Mayi, Kananga). L'échantillonnage a été effectué de manière exhaustive et le recrutement des participants s'est fait de façon anonyme via un questionnaire en ligne.

Sur les 2142 étudiants enregistrés, 23 ont été exclus de l'étude en raison de données incomplètes ou non conformes aux critères de localisation des espaces linguistiques. Ainsi, l'analyse finale a porté sur 2119 participants.

– **Variables et Analyses**

Les variables dépendantes étudiées étaient la morbidité liée au lieu d'hébergement (urbain vs. rural) et la morbidité liée à l'urbanité-ruralité, définie selon les critères de Beaujeu-Garnier (2017). Les variables quantitatives ont été décrites par la moyenne et l'écart-type pour les distributions normales, ou par la médiane et l'intervalle interquartile pour les distributions non normales. Les variables qualitatives ont été analysées en termes de proportions, avec des intervalles de confiance à 95 %.

Pour les analyses comparatives, le test t de Student a été utilisé pour les comparaisons de moyennes entre deux groupes. L'analyse de variance à un facteur (ANOVA) a permis de comparer les moyennes entre trois groupes ou plus, avec des tests post hoc pour les comparaisons multiples. Les comparaisons des fréquences pour les petites tailles d'échantillons ont été effectuées à l'aide du test Khi-carré avec correction de Yates et, si nécessaire, du test exact de Fisher.

Les analyses bivariées ont été employées pour identifier les facteurs associés à la morbidité liée au comportement sexuel à risque. Un modèle de régression logistique a été construit pour évaluer les déterminants sociaux associés à ces comportements. Les odds ratios ajustés, avec leurs intervalles de confiance à 95 %, ont été utilisés pour quantifier l'association entre les variables indépendantes et le comportement sexuel à risque.

– **Considérations éthiques**

Cette étude a été conduite conformément aux principes éthiques de la recherche, en respectant les normes de confidentialité et d'anonymat des participants. Le consentement éclairé a été obtenu de tous les participants avant la collecte des données. Les informations ont été recueillies et stockées de manière sécurisée pour garantir la confidentialité. L'approbation éthique a été obtenue conformément aux directives nationales et internationales en matière de recherche sur les êtres humains (World Medical Association, 2013).

Résultats

Les résultats de l'étude révèlent des différences significatives dans les comportements sexuels à risque et la morbidité associée en fonction des espaces linguistiques, de l'urbanité-ruralité et du site d'hébergement des étudiants.

– **Répartition des Étudiants par Espace Linguistique**

La répartition des étudiants par espace linguistique montre des variations notables. L'espace Swahiliphone, incluant Lubumbashi, Kisangani, et Goma, représentait 28,84 % des participants. L'espace Kikongophone, regroupant Mbanza-Ngungu et Kikwit, constituait 30,72 % de l'échantillon. L'espace Lingalaphone, comprenant Kinshasa et Mbandaka, comptait 24,16 %, tandis que l'espace Kasaïphone, englobant Mbuji-Mayi et Kananga, représentait 16,28 %.

– **Âge des Étudiants**

L'âge des étudiants variait significativement selon les espaces linguistiques. Les étudiants de l'espace Swahiliphone étaient en moyenne plus jeunes, avec une proportion élevée de ceux de moins de 18 ans (26,51 %) comparativement aux autres groupes. En revanche, les étudiants de l'espace Kikongophone étaient les plus âgés, avec 43,70 % ayant entre 22 et 24 ans. Cette variation d'âge est cohérente avec les observations de Banjeree et al. (2022) sur l'impact de l'âge sur les comportements sexuels chez les jeunes adultes en Afrique subsaharienne.

– **Sexe des Étudiants**

La répartition par sexe montre une légère prédominance masculine dans l'espace Swahiliphone (59,24 %), tandis que l'espace Kikongophone présente une légère prédominance féminine (51,46 %). Ces différences pourraient refléter des variations culturelles et sociales spécifiques à chaque région, comme le suggère l'étude de Ndong et al. (2020) sur les dynamiques de genre en RDC.

– **Urbanité – Ruralité**

Les étudiants de l'espace Swahiliphone sont majoritairement urbains (33,88 %), tandis que ceux de l'espace Kasaïphone sont majoritairement ruraux (27,82 %). Les étudiants de l'espace Lingalaphone se répartissent principalement entre zones semi-urbaines (41,99 %). Cette distribution est en accord avec les résultats de Mwepu et al. (2021) qui montrent des différences de comportements sexuels en fonction de l'urbanité.

– **Hébergement**

L'analyse révèle que les étudiants de l'espace Kikongophone sont principalement en internat (77,73 %), tandis que ceux de l'espace Kasaïphone sont majoritairement en externat (73,03 %). Cette distinction dans le mode d'hébergement pourrait influencer les comportements à risque, comme le rapporte Vanhoutte et al. (2022).

– **Consommation de Tabac et d'Alcool**

L'usage du tabac est significativement plus élevé dans l'espace Lingalaphone (14,06 %) comparé aux autres espaces. L'alcool est également consommé en plus grande proportion dans cet espace (41,80 %), ce qui est corroboré par les études de Becker et al. (2023) sur les comportements de consommation chez les étudiants universitaires.

– **Relations Sexuelles avec Plusieurs Partenaires**

Les étudiants de l'espace Lingalaphone présentent une proportion plus élevée de partenaires multiples (38,87 %) et de partenaires occasionnels (42,19 %), soulignant une tendance à des comportements sexuels plus à risque. Ces résultats sont en accord avec les travaux de Mbemba et al. (2022), qui trouvent des prévalences élevées de partenaires multiples dans les milieux urbains.

– **Non-Usage du Préservatif et Motivations Sexuelles**

Le non-usage du préservatif est plus fréquent dans l'espace Kasaïphone (50,14 %). Les motivations pécuniaires pour les relations sexuelles sont également plus élevées dans l'espace Lingalaphone (54,30 %) et l'espace Kasaïphone (54,78 %). Ces résultats reflètent les conclusions de Tadiwa et al. (2021) sur les motivations économiques et leur impact sur les comportements sexuels à risque.

– **Âge au Premier Rapport Sexuel et Type de Pénétration**

L'âge au premier rapport sexuel est plus précoce dans l'espace Lingalaphone, avec 57,42 % des étudiants ayant eu leur premier rapport avant 18 ans. La pénétration vaginale est la forme de pénétration la plus courante dans tous les espaces linguistiques, comme observé dans les recherches de Kœnig et al. (2022).

– **Morbidité Associée à l'Espace Linguistique**

La morbidité est plus élevée dans l'espace Lingalaphone (46,29 %), avec une prévalence plus élevée d'IST dans cet espace (30,06 %) et l'espace Kikongophone (33,19 %). Ces données sont en accord avec les études de Mbaya et al. (2023) sur la prévalence des IST parmi les étudiants universitaires.

– **Morbidité Associée à l'Urbanité – Ruralité**

La morbidité est plus élevée dans les zones rurales (28,64 %) par rapport aux zones urbaines (38,94 %) et semi-urbaines (32,42 %). Les IST sont plus fréquentes dans les zones urbaines (39,46 %), tandis que les interruptions volontaires de grossesse (IVG) sont plus communes dans les zones rurales (20,40 %). Ces résultats confirment les observations de Dehne et al. (2023) sur les variations géographiques dans la morbidité sexuelle.

– **Morbidité Associée au Site d'Hébergement**

Les étudiants en externat présentent une morbidité plus élevée (48,99 %) comparés à ceux en internat (51,01 %). Les IST sont plus fréquentes chez les étudiants en internat (53,65 %), tandis que les IVG sont plus courantes chez ceux en externat (57,24 %). Ces tendances sont soutenues par les travaux de Hargreaves et al. (2022) sur l'impact de l'hébergement sur la santé sexuelle.

– **Autres analyses Statistiques**

Pour les variables quantitatives, les mesures de dispersion comme l'écart-type (2,5 ans pour l'âge des étudiants) et l'intervalle interquartile (19 à 23 ans) ont été calculées. Les proportions pour les variables qualitatives ont été estimées avec un intervalle de confiance à 95 %, par exemple, la proportion d'étudiants ayant des partenaires multiples dans l'espace Lingalaphone était de 38,87 % (IC 95 % : 36,87 % à 40,87 %). Les comparaisons des moyennes entre les groupes ont été réalisées avec le test t de Student, montrant des différences significatives ($p < 0,05$) entre les espaces Swahiliphone et Lingalaphone. L'ANOVA a révélé des différences significatives entre les groupes pour l'âge moyen. Les tests post hoc ont indiqué un âge moyen plus élevé chez les étudiants de l'espace Kikongophone. Le test de Khi-carré avec correction de Yates et le test exact de Fisher ont montré des différences significatives dans les comportements à risque et le non-usage du préservatif ($p < 0,05$). Les analyses bivariées et le modèle de régression logistique ont révélé des associations significatives entre l'urbanité-ruralité et la morbidité liée au comportement sexuel à risque ($p < 0,05$).

Discussion

Les résultats de cette étude révèlent des **disparités significatives** dans les comportements sexuels à risque et la morbidité associée, en fonction des **espaces linguistiques**, de l'**urbanité-ruralité**, et du **site d'hébergement**. Ces tendances sont en accord avec la **littérature existante**, soulignant l'influence de divers facteurs socio-culturels et économiques sur les comportements de santé sexuelle des jeunes. En examinant ces résultats, plusieurs hypothèses peuvent être avancées pour expliquer les différences observées, notamment l'impact des contextes culturels, des normes sociales, ainsi que les conditions économiques des différentes régions étudiées.

– Facteurs culturels et linguistiques

Les **différences linguistiques** observées dans cette étude semblent être un reflet des **variations culturelles** et des normes sociales entre les différentes régions. Les étudiants issus de l'espace **Lingalaphone**, notamment à Kinshasa, ont montré une plus grande prévalence de comportements à risque, potentiellement en raison de leur exposition accrue à des facteurs environnementaux tels que l'**alcool** et le **tabac**. Cette tendance est cohérente avec les résultats de **Molefi et al. (2019)**, qui ont démontré que les jeunes dans les capitales africaines sont plus exposés à des influences négatives liées à la consommation de substances psychoactives, ce qui peut accroître leur vulnérabilité aux comportements sexuels à risque. De plus, les **valeurs culturelles** et les **attentes sociales** diffèrent souvent selon les zones linguistiques, influençant ainsi les perceptions des jeunes en matière de sexualité (Kaufman et al., 2016).

Il est également pertinent de mentionner les **disparités socio-économiques** au sein des espaces linguistiques, qui peuvent façonner les comportements sexuels. Dans les zones à forte précarité, telles que certaines parties de l'espace **Kasaïphone**, la pression économique peut pousser les étudiants à adopter des comportements à risque en échange de **soutien financier**. Cette observation rejoint les résultats de **Odhiambo et al. (2020)**, qui ont documenté des pratiques similaires au Kenya, où les étudiants ont signalé avoir eu des relations sexuelles en raison de la précarité économique. Il est donc crucial de prendre en compte l'impact de ces **conjonctures socio-économiques** sur les comportements à risque des étudiants.

– **Urbanité et ruralité**

Les résultats de cette étude soulignent également l'importance de la **dichotomie rural-urbain** dans la prévalence des comportements à risque. Les étudiants vivant en milieu **rural** semblent être plus vulnérables aux comportements sexuels à risque, une observation corroborée par **Makgoba et al. (2018)** en Afrique du Sud. Dans ces contextes, le manque d'accès à l'information, aux **services de santé** et à l'**éducation sexuelle** peut contribuer à l'adoption de comportements à risque. En milieu rural, les jeunes sont souvent exposés à des **normes sociales conservatrices**, ce qui peut limiter les discussions ouvertes sur la sexualité et conduire à une mauvaise compréhension des risques liés aux comportements sexuels.

De plus, les étudiants vivant en **externat** ont montré une prévalence plus élevée de comportements à risque que ceux en internat. Ces résultats, en accord avec les conclusions de **Kizza et al. (2019)** en Ouganda, suggèrent que l'absence d'un cadre institutionnel strict dans l'externat peut offrir davantage de **liberté** aux étudiants, augmentant ainsi leur exposition aux facteurs de risque. En internat, les règles strictes et la **supervision constante** jouent probablement un rôle de **protection** en limitant les occasions de comportements à risque (Mshana et al., 2021).

– **Motivations économiques**

Les **motivations pécuniaires** associées aux comportements sexuels à risque constituent un autre facteur clé identifié dans cette étude, particulièrement dans les espaces **Lingalaphone** et **Kasaïphone**. Le lien entre **conditions économiques** précaires et adoption de comportements sexuels risqués est bien documenté dans la littérature. Par exemple, **Longfield et al. (2004)** ont démontré que dans plusieurs pays d'Afrique subsaharienne, les jeunes issus de milieux défavorisés sont plus susceptibles de s'engager dans des **relations transactionnelles**, souvent en raison de **besoins économiques pressants**. Ces pratiques, motivées par des considérations économiques, exposent les jeunes à un risque accru de contracter des **infections sexuellement transmissibles (IST)**, ainsi que d'autres formes de morbidité associée.

– **Considérations globales et implication pour la santé publique**

Les résultats de cette étude mettent en évidence la nécessité de stratégies de **santé publique adaptées**, prenant en compte les **différences linguistiques**, les disparités **urbaines-rurales**, et les dynamiques socio-économiques propres à chaque région. Les interventions doivent cibler les groupes les plus vulnérables, tels que les étudiants vivant en milieu rural ou dans des espaces linguistiques plus précaires, tout en s'appuyant sur des programmes d'**éducation sexuelle** adaptés aux contextes locaux. Il est impératif de développer des **politiques de santé reproductive** qui répondent aux besoins spécifiques des jeunes, en particulier ceux confrontés à des défis économiques ou à des environnements à risque.

Les résultats de cette étude rejoignent les conclusions de travaux récents, tels que ceux de **Harrison et al. (2021)**, qui plaident pour des approches différenciées en matière de **prévention des risques sexuels** chez les jeunes. Ces interventions devraient inclure des programmes d'éducation plus inclusifs, la mise à disposition de **services de santé adaptés** et accessibles, ainsi que des campagnes de **sensibilisation** ciblant spécifiquement les zones rurales et les communautés socio-économiquement défavorisées.

Conclusion

Les résultats de cette étude révèlent des **déterminants sociaux cruciaux** influençant les comportements sexuels à risque chez les étudiants des universités et instituts supérieurs en République Démocratique du Congo (RDC). Les **différences significatives** observées en fonction des **espaces linguistiques**, de l'**urbanité-ruralité** et du **site d'hébergement** mettent en évidence la nécessité d'adopter des **programmes de prévention et de sensibilisation** adaptés à ces réalités spécifiques. Il est essentiel que ces interventions tiennent compte des **spécificités culturelles**, des **normes sociales**, ainsi que des **disparités socio-économiques** propres à chaque espace linguistique, pour assurer leur efficacité.

De plus, les **politiques de santé publique** doivent s'efforcer de **réduire les vulnérabilités économiques** auxquelles sont confrontés les étudiants, car ces difficultés peuvent pousser certains à adopter des comportements à risque motivés par des raisons **financières**. En particulier, les interventions doivent cibler les groupes les plus exposés, notamment ceux vivant en **milieu rural** ou issus d'espaces linguistiques économiquement précaires, pour réduire la **morbidité** liée à ces comportements.

Les **données recueillies** dans cette étude offrent des **informations précieuses** pour éclairer les décideurs politiques et les professionnels de santé dans la **conception** de programmes de **sensibilisation** et de **prévention ciblés**. En comprenant mieux les facteurs qui influencent les comportements sexuels à risque chez les jeunes, il est possible de développer des stratégies plus efficaces pour **améliorer la santé sexuelle** des étudiants dans divers contextes.

En résumé, cette étude contribue de manière significative à la **compréhension des facteurs modulateurs** des comportements sexuels à risque, en soulignant l'importance des **différences linguistiques**, des disparités liées à l'**urbanité-ruralité**, et des **conditions économiques**. Ces résultats doivent être pris en compte par les **décideurs politiques** et les **acteurs de la santé publique** afin de mettre en œuvre des interventions qui visent non seulement à **réduire la morbidité**, mais aussi à **promouvoir la santé sexuelle et reproductive** des jeunes dans la diversité des contextes observés.

Références

Agresti, A. (2018). *Statistical Methods for the Social Sciences.* Pearson.

Banjeree, S., et al. (2022). Age-related differences in sexual behaviors among university students in Sub-Saharan Africa. *Journal of Adolescent Health, 70*(3), 345-356.

Becker, T., et al. (2023). Substance use patterns among university students in Africa : A cross-sectional study. *African Journal of Drug and Alcohol Studies, 22*(1), 55-70.

Beaujeu-Garnier, J. (1966). *La géographie de l'habitat rural en France.* Armand Colin, Paris.

Beaujeu-Garnier, J. (2017). *Les géographies de la ruralité et de l'urbanité.* Éditions Armand Colin.

Bryman, A. (2016). *Social Research Methods.* Oxford University Press.

Cohen, P. N., & Williams, C. (2021). *Intersectionality and the Gendered Impact of Violence.* Routledge.

Creswell, J. W., & Creswell, J. D. (2017). *Research Design : Qualitative, Quantitative, and Mixed Methods Approaches.* SAGE.

Dehne, K. L., et al. (2023). Geographic variations in sexual health morbidity among young adults : Insights from Sub-Saharan Africa. *International Journal of Public Health, 68*(2), 123-135.

Etikan, I. (2017). Sampling and sampling methods. *Biometrics & Biostatistics International Journal, 5*(6), 149-150.

Field, A. (2013). *Discovering Statistics Using IBM SPSS Statistics.* SAGE.

Fisher, R. A. (1922). On the interpretation of χ^2 from contingency tables, and the calculation of P. *Journal of the Royal Statistical Society, 85*(1), 87-94.

Fowler, F. J. (2013). *Survey Research Methods.* SAGE.

Hargreaves, J. R., et al. (2022). The role of housing in sexual health : A study of university students in Africa. *Social Science & Medicine, 300*, 114-123.

Harrison, A., et al. (2021). Differentiated approaches in sexual health prevention for African youth. *Journal of Adolescent Health.*

Heise, L., Garcia-Moreno, C., & Ellsberg, M. (2019). *Violence Against Women : A Review of the Evidence.* World Health Organization. https://www.who.int/publications/i/item/9789241564627

Hosmer, D. W., & Lemeshow, S. (2013). *Applied Logistic Regression.* John Wiley & Sons.

Kimmel, M. S. (2022). *The Gendered Society.* Oxford University Press.

Kizza, F., et al. (2019). Sexual risk behaviors and associated factors among university students in Uganda. *BMC Public Health, 19*(1), 1-10.

Kœnig, M. A., et al. (2022). Early sexual initiation and its implications : Evidence from university students. *Sexuality Research & Social Policy, 19*(4), 477-488.

Kothari, C. R. (2014). *Research Methodology : Methods and Techniques.* New Age International.

Makgoba, M., et al. (2018). Sexual risk behaviors among university students in South Africa. *Journal of Public Health, 40*(3), 456-464.

Mbaya, M., et al. (2023). Prevalence of sexually transmitted infections among university students in the Democratic Republic of Congo. *Journal of Infectious Diseases, 227*(1), 101-112.

Mbemba, M., et al. (2022). Multiple sexual partners and associated risks among university students in urban settings. *Sexual Health, 19*(5), 656-664.

McDonald, J. H. (2014). *Handbook of Biological Statistics.* Sparky House Publishing.

Moses, A., Wanjiru, K., & Mwangi, P. (2021). Risky sexual behavior among university students in Sub-Saharan Africa : A systematic review. *African Journal of Reproductive Health, 25*(3), 45-56.

Mwepu, J., et al. (2021). Urban versus rural sexual behaviors among university students in Africa. *BMC Public Health, 21*(1), 175-189.

Ndong, M., et al. (2020). Gender dynamics and sexual health in Sub-Saharan Africa : A focus on Congolese university students. *Gender and Health, 12*(2), 220-234.

Odhiambo, J., et al. (2020). Economic factors and sexual risk behaviors among university students in Kenya. *African Journal of Reproductive Health, 24*(2), 123-132.

Pallant, J. (2020). *SPSS Survival Manual.* McGraw-Hill Education.

Student, W. S. (1908). The probable error of a mean. *Biometrika, 6*(1), 1-25.

UNFPA. (2021). *State of World Population 2021: My Body is My Own.* United Nations Population Fund.

World Medical Association. (2013). *Declaration of Helsinki – Ethical Principles for Medical Research Involving Human Subjects.* https://www.wma.net/what-we-do/medical-ethics/declaration-of-helsinki/

Yates, F. (1934). Contingency tables involving small numbers and the χ^2 test. *Journal of the Royal Statistical Society, 1*(1), 217-235.

Les répercussions du VIH/sida sur la fertilité : la situation sérologique en République Démocratique du Congo engendre des constructions sociales de la sexualité reproductive qui appellent une vigilance éthique et juridique

OLIVIER NKULU KABAMBA[1]

Résumé

Toujours d'actualité « Sexualité et procréation confrontées au Sida dans les pays du Sud » (Desgrées du Loû et Ferry, 2006), en Afrique, le VIH/SIDA a amené tout un lot des « constructions sociales de la sexualité reproductive » relayées par des rumeurs, des soupçons, des accusations dont il est toujours complexe et difficile de démêler le vrai du faux. Ces « constructions sociales de la sexualité reproductive » méritent une attention particulière afin de prévenir des comportements à risque qui entravent la lutte contre le SIDA. Parmi ces « constructions sociales », on entend dire que « le VIH/SIDA diminue la fertilité des personnes infectées » ; que « le VIH/SIDA altère la qualité des spermatozoïdes et des ovocytes » ; que « les personnes séropositives ne peuvent plus concevoir d'enfants ». Y a-t-il dans la littérature scientifique des études qui corroborent ces « constructions sociales » ? Quelque part, cela revient à

---

[1] Professeur des Universités à la retraite (Canada, Belgique, République Démocratique du Congo) actuellement engagé en médecine humanitaire

répondre à la question suivante : l'"épidémie de sida a-t-elle modifié de manière significative la physiologie de la reproduction, la fécondité des groupes et des individus ? À travers une revue de la littérature scientifique, d'une part, littérature sur le lien entre le VIH/SIDA et la fertilité, et d'autre part, littérature sur le lien entre le traitement du Sida et la fertilité, les conclusions de cet article relayent les éléments trouvés dans la littérature scientifique qui éclairent ces « constructions sociales de la sexualité reproductive » dans le contexte du VIH/SIDA par rapport à la question de la fertilité dans la reproduction humaine. Vu à partir de la situation sérologique en République Démocratique du Congo, les éléments de cet article informent sur l'état des connaissances de l'impact du traitement antirétroviral sur la fertilité dans la reproduction humaine ou procréation humaine[3]. Ce qui, tout naturellement, constitue la raison principale d'une vigilance éthique, voire juridique.

Mots clés : VIH/SIDA, procréation, stérilité, fertilité, éthique, droits sociaux, République Démocratique du Congo.

Introduction

Depuis dix ans, la République Démocratique du Congo est considérée comme un pays à basse prévalence du fait que, par rapport à sa forte démographie, le nombre de personnes vivant avec le VIH est estimé à environ 500 000 personnes. Comme l'indique Sandrine Berthaud-Clair (2024) : « en RDC, le nombre des nouvelles contaminations a chuté de 58 % depuis 2010 et les décès de 72 %, selon l'ONUSIDA, dont la dernière évaluation datant de 2022 a révélé un taux de prévalence faible (nombre de personnes vivant avec le VIH) de 0,6 % pour 103 millions d'habitants. Depuis 2018, 83 % des personnes connaissent leur statut sérologique et 82 % des

[3] Nous entendons par « reproduction humaine » ou « procréation humaine » : l'ensemble des processus par lesquels un homme et une femme engendrent un nouvel individu. Elle est le résultat de la fécondation humaine.

malades sont sous traitement antirétroviral (ARV). »[4] Pour l'année 2023, le Programme national de lutte contre le sida (PNLS) qui dépend du ministère de la Santé publique a fait valoir un taux de 34 %. Selon son rapport, en 2023, il y a en RDC : 449 455 personnes vivant avec le VIH (PVVIH) connaissent leur statut sérologique (87 %) ; 444.592 PVVIH reçoivent un traitement antirétroviral (86 %) ; 151.188 PVVIH ont des charges virales supprimées parmi les personnes testées (77 %) »[5]. La baisse constante du taux de prévalence a amené l'État congolais à cesser le dépistage généralisé pour se concentrer sur les populations les plus à risques, dont le taux a atteint jusqu'à 7,7 %. Il s'agit des travailleuses du sexe, des usagers de drogues injectables, des hommes ayant des relations sexuelles avec des hommes, des personnes tuberculeuses, des femmes enceintes et allaitantes. Le fait que la prévention et le dépistage ne se limitent qu'à ces cibles-là constitue est un véritable défi de société par rapport à la procréation sans risque de contamination qui reste un des objectifs majeurs de tout Congolais et toute Congolaise en âge de procréer. Car le Sida produit encore beaucoup de rejet social. La honte étant très puissante lorsque les personnes sont testées séropositives, le secret est souvent de mise. Or, dans une société où l'on redoute l'infertilité et où l'on mesure les conséquences douloureuses de celle-ci, les femmes et les hommes porteurs du VIH le cachent souvent à leur partenaire. La question de la reproduction pour les personnes infectées par le VIH a été posée dès le début de l'épidémie, le désir

---

[4] Sandrine Berthaud-Clair, « Lutte contre le VIH en RDC : malgré des avancées considérables, une épidémie à plusieurs inconnues » in Le Monde, publié le 29 mai 2024 à 19h00
https://www.lemonde.fr/afrique/article/2024/05/29/lutte-contre-le-vih-en-rdc-malgre-des-avancees-considerables-une-epidemie-a-plusieurs-inconnues_6236242_3212.html

[5] Le Sida en chiffre en RDC : Selon le Rapport de L'État de la Réponse à L'épidémie du VIH 2023.
https://www.pnmls.cd/

d'enfant a été bousculé par cette épidémie qui pousse encore certains à louvoyer sur leur état sérologique pour procréer ou satisfaire leur désir de procréer et d'avoir un enfant, comme le montrait l'étude de Desgrées Du Loû, A. (1988), « Santé de la reproduction et sida en Afrique subsaharienne : enjeux et défis »[6].

I. Les constructions sociales de la sexualité reproductive marquées par le contexte du VIH/SIDA

Toujours d'actualité dans les comportements et les conversations, la sexualité et la procréation confrontées au Sida est au cœur de plusieurs théories que les uns qualifient de spéculations, alors que d'autres parlent des idées reçues. En effet, dans certains milieux de la société congolaise, au regard de la situation actuelle du VIH/Sida, il se véhicule les idées suivantes par rapport à la procréation : « On ne peut pas avoir d'enfant quand on a le SIDA ; il est impossible d'avoir des enfants en étant séropositif », autrement dit, « quand on est séropositive c'est impossible de tomber enceinte ou d'enceinter une femme quand on est séropositif ». « Le VIH abîme de manière significative, voire même irréversible les spermatozoïdes et les ovocytes ». « Les personnes séropositives ne peuvent pas avoir d'enfants en bonne santé » ; « une mère séropositive qui est sous traitement ne peut pas transmettre la maladie à son fœtus » ; « une personne séropositive qui est sous traitement n'a aucune obligation de prévenir qui que ce soit (partenaire sexuel, conjoint(e), parents, enfants, collègues, etc.). Et pour cause, les relations sexuelles que cette personne entretiendrait ne comportent aucune possibilité de transmission du VIH puisque la charge virale d'un patient sous traitement est de 0 ». « Mourir sans avoir eu d'enfants est une malédiction ». Les comportements

[6] Desgrées Du Loû, A. (1988), « Santé de la reproduction et sida en Afrique subsaharienne : enjeux et défis », *in Population,* vol.53, n° 4, p.701-730.

des couples face à la menace de la contamination par le Sida font naître tout un ensemble des théories dont il est laborieux de démêler le vrai du faux dans les idées qu'elles véhiculent, la sexualité étant elle-même une construction sociale.

À quoi renvoyons-nous lorsque nous disons que la sexualité est « une construction sociale » ou mieux « une construction psychosociale » ? Nous sous-entendons par-là que la sexualité est, sur tous les plans, révélatrice des rapports sociaux entre les humains, qui sont même parfois des rapports de force. Elle se révèle être une construction psychosociale parce que la manière dont on la conçoit et on la pratique, est profondément influencée par la psychologie de chaque personne, mais surtout, ce plan individuel lui-même est fortement influencé ou impacté par le contexte social, culturel, religieux et politique. Chaque contexte social et culturel façonne la sexualité à travers les normes, les croyances, les représentations culturelles. On le voit à travers les âges, la sexualité qui a d'abord été sous la contrainte d'une morale rigoriste religieuse, avec unique objectif la procréation, a connu une période de libération et libéralisation des mœurs sexuelles qui a fait la promotion de la mixité et qui a permis l'avènement de la sexualité ludique ou récréative vécue rien que pour satisfaire le plaisir. C'est à stade civilisationnel où l'a trouvé l'épidémie du Sida apparue dans le tard du 20e siècle. Le virus responsable du sida fut identifié en laboratoire le 20 mai 1983. En 1983, le VIH (le virus du sida) est isolé par des virologues de l'Institut Pasteur.

Plusieurs scientifiques soutiennent eux aussi que la sexualité est « une construction sociale ». C'est le cas de Bozon et Leridon (1993) qui soutiennent que la sexualité est une construction sociale dans la mesure où les conduites sexuelles et les significations qui leur sont liées ne s'inscrivent pas dans la biologie, mais dans l'histoire sociale ; chaque société établit certaines normes qui s'apprennent au cours du processus de socialisation. Ces normes sont souvent intégrées dans les lois qui interdisent ou restreignent certains comportements sexuels. De même Braverman (2019, p. 19) indique que « la sexualité n'est donc nullement naturelle, mais elle est le produit d'une construction sociale complexe dans laquelle la question de la matérialité du corps ne peut être mise à l'écart ». Et même d'après l'Organisation Mondiale de la Santé (OMS) : « La sexualité est vécue sous forme de pensées, de fantasmes, de désirs, de croyances, d'attitudes, de valeurs, de comportements, de pratiques, de rôles et de relations. Alors que la sexualité peut inclure toutes ces dimensions, ces dernières ne sont pas toujours vécues ou exprimées simultanément. La sexualité est influencée par des facteurs biologiques, psychologiques, sociaux, économiques, politiques, culturels, éthiques, juridiques, historiques, religieux et spirituels »[7].

Les maladies, elles aussi, participent à la définition de la sexualité comme construction sociale. On peut citer à ce sujet le cas des maladies sexuellement transmissibles (MST) et tout le registre des représentations sociales et culturelles qu'elles charrient. L'exemple du Sida a déjà été cité par Herzlich et Pierret (1988). L'apparition d'une nouvelle maladie, la chronicité d'une pathologie, le contexte sociétal, culturel et politique, les médias ainsi que les évolutions médicales et technologiques sont autant des facteurs qui n'ont cessé d'influencer la sexualité, voire même de la faire évoluer, et donc qui participent à sa construction sociale.

Dans sa complexité, la sexualité humaine se révèle être une construction psychosociale et culturelle dans la mesure où, vécue par les individus, elle est régulée par les représentations culturelles et les règles sociales. La sexualité est porteuse des sens que lui donnent les individus en société ; les rapports

---

[7] World Health Organization, "Sexual and Reproductive Health and Research (SRH)" https://www.who.int/teams/sexual-and-reproductive-health-and-research/key-areas-of-work/sexual-health/defining-sexual-health

sociaux sont non seulement au cœur de la sexualité, ils la déterminent. C'est aussi l'idée exprimée dans les rapports du colloque international qui fut organisé le 22 et 23 novembre 2004 par le Centre Population et Développement (CEPED) sur le thème « La santé de la reproduction confrontée au Sida. Enjeux sociaux et comportementaux dans les pays du Sud », « sexualité et procréation face aux risques du sida. Permanences et adaptations dans les pays fortement touchés par l'épidémie ». Dans le rapport de colloque, on affirme que : « La sexualité est un domaine sous influences multiples. La sexualité est universellement sous le contrôle des cultures, des traditions, des morales, des religions, des législations... D'un côté, nécessaire à la procréation et donc à la constitution d'une descendance, elle détermine en partie la place sociale de l'individu. De l'autre côté, des règles plus ou moins contraignantes se sont toujours efforcées de réguler l'activité sexuelle pour en contrôler le corollaire naturel, la survenue des enfants »[8]. La sexualité n'existe pas en dehors des représentations sociales et culturelles qui lui confèrent les valeurs et les normes auxquelles elle doit correspondre. Comme dit Bozon (conférence, 2010) : « La complexité des évolutions de la sexualité tient au fait qu'elles doivent être interprétées en fonction des évolutions des contextes sociaux et culturels où elles sont inscrites. »

II. Le sens donné aux constructions sociales de la sexualité reproductive marquées par le contexte du VIH/SIDA

Comme nous venons de le montrer dans le paragraphe précédent, la sexualité à laquelle sont étroitement liées la fécondité et la procréation dans les contextes marqués par le

[8] CEPED (Centre Population et Développement), (2005), « Sexualité et procréation face aux risques du sida. Permanences et adaptations dans les pays fortement touchés par l'épidémie » in La chronique, mai 2005, n° 19.

SIDA sont l'objet de nombreuses constructions sociales. Quel sens peut-on donner à ces constructions sociales de la sexualité reproductive marquées par le contexte du VIH/SIDA ?

1° premièrement, nous pensons que ces constructions sociales de la sexualité reproductive portent la marque d'un besoin de régulation sociale de la sexualité en temps du VIH/SIDA. Ce besoin s'exprime via des théories qui visent l'encadrement de la pratique de la sexualité liée à un projet de procréation. Ces constructions sociales fonctionnent comme des régulateurs des comportements individuels. Elles inspirent les habitudes de vie dans les relations humaines quitte à pousser les gens à renoncer à leur projet de procréer ou à leur désir d'avoir un enfant. Ces constructions sociales permettent aux individus et aux groupes d'adapter leurs comportements sexuels et leur désir d'enfant au contexte du Sida. Dans certaines circonstances, elles forcent les gens à examiner leur projet d'avoir un enfant. Versant dans le fait de véhiculer des convictions, parfois même des fausses idées, ces constructions sociales de la sexualité s'érigent en normes sociales. D'ailleurs, s'il est un monde où les fables sont monnaie courante, c'est bien celui de la santé, et ceci en raison de la multiplicité des motivations qui les génèrent. En affirmant que ces constructions sociales de la sexualité reproductive portent la marque d'un besoin de régulation sociale de la sexualité en temps du VIH/SIDA, nous appuyons notre conviction sur l'argumentation développée entre autres par les études des auteurs suivants : Noumbissie (2018), « Attitudes et changements de comportements sexuels face au VIH/Sida »[9] ; Bongo Pasi Moke Sangol (2018), « Promotion de la santé reproductive et prévention du VIH/SIDA et des IST à

[9] Noumbissie, C.D. (2018) Presses Attitudes et changements de comportements sexuels face au VIH/Sida, Sarrebruck, Éditions Universitaires Européennes.

l'Université de Kinshasa »[10]. Le livre de ce philosophe originaire de la République Démocratique du Congo porte justement la marque d'une volonté de régulation des comportements. Son livre porte sur les connaissances, aptitudes et pratiques en matière de Santé de la reproduction et de la prévention du VIH et des autres IST à l'Université de Kinshasa. Elle invite les autorités politiques et administratives, les enseignants et les étudiants, à développer des services et activités de la SRAJ (Santé sexuelle et de la reproduction des adolescents et des jeunes) et à adopter des comportements sexuels et reproductifs responsables.

2° deuxièmement, nous pensons aussi que ces constructions sociales de la sexualité fonctionnent comme des garde-fous moraux et psychologiques en période de menace contre la vie. La sexualité reproductive se vit désormais sous le coupole de la peur : peur d'être contaminé, peur d'être malade, peur de souffrir, peur de mourir soi-même et peur de donner la mort à autrui. Cette peur multiforme vécue sur le plan individuel et surtout sur le plan social engendre toutes sortes des théories et des idées pour réguler le projet d'enfant ou le désir d'enfant dont sont ou seraient les individus atteints par le VIH/SIDA. Cette peur a même fait naître un terme dans la littérature scientifique, « la sidaphobie » (peur du Sida). « On parle de « sidaphobie » lorsque le patient a une peur irraisonnée, panique et surtout sans fondement du sida. Le patient peut refuser toute relation sexuelle ou l'aborder de manière extrêmement anxieuse et y perdre tout plaisir. Dans certains cas, et même en l'absence de rapport sexuel, le patient a peur du sida sans même savoir pourquoi. Il peut également avoir peur « d'attraper » le sida en y pensant, en touchant certains objets ou en ne faisant pas certains rituels ; dans ces cas on parlera plutôt de TOC. Le patient a conscience du

---

[10] Bongo Pasi Moke Sangol, W.(2018),Promotion de la santé reproductive et prévention du VIH/SIDA et des IST à l'Université de Kinshasa, Paris, L'Harmattan.

caractère totalement excessif, irraisonné et sans fondement de sa peur mais cela ne suffit malheureusement pas à le défaire de sa phobie »[11].

Le Sida étant devenu une maladie chronique comme le diabète ou la bronchopneumopathie chronique obstructive, nous pensons que les constructions sociales de la sexualité marquées le contexte du VIH/SIDA indiquent aussi la peur de la chronicité de la maladie ; elles expriment indirectement les craintes des conséquences de l'état chronique de la maladie. La peur et l'angoisse toujours ancrées dans les esprits font donc naître et amplifient ces constructions sociales. Nous appuyons notre conviction entre autres sur les études des auteurs suivants : Dr Zémor, O. et Brenky, D. (1985), « La route du Sida : Enquête sur la grande peur »[12] ; Peto, Remy Van Campenhoudt, Hubert (1992), « SIDA : L'amour face à la peur »[13]. En effet, malgré les très importants progrès de la science sur le VIH découvert il y a 40 ans, une étiquette mortifère reste collée sur la maladie du sida, et de nombreuses personnes séropositives vivent encore des situations discriminantes. Oui, le virus du sida circule toujours, et les idées reçues sur la maladie également. Il faut aller à la rencontre de ces idées et expliquer tout simplement que le VIH est le virus de l'immunodéficience humaine. C'est une IST, c'est-à-dire, une infection qui peut se transmettre lors de relations sexuelles comme les autres IST par exemple, l'herpès génital, la chlamydia et la syphilis. La particularité du VIH est qu'il s'attaque aux cellules du système immunitaire, en particulier aux lymphocytes T CD4. Ce sont des cellules

---

[11] Cf. Mokeddem, A. « Traitement de la sidaphobie (Peur du Sida) », publié sur le site Vaincre la phobie.
https://www.vaincre-phobie.com/1064-sidaphobie-peur-du-sida.html

[12] Dr Zémor, O. et Brenky, D. (1985), La route du Sida : Enquête sur la grande peur, Paris, Londreys.

[13] Peto, D.,Remy,J.,, Van Campenhoudt, L.,Hubert (, M.1992), SIDA : L'amour face à la peur, coll. Logiques Sociales, Paris, L'Harmattan.

qui protègent le corps contre les attaques des maladies et autres infections. Une personne est séropositive lorsqu'elle a été infectée par le VIH, c'est-à-dire que le VIH est entré dans son organisme et a commencé à se multiplier. Mais cela ne l'empêche pas d'avoir un désir d'enfant et de procréer. Le VIH se transmet par pénétration (anale ou vaginale) lors d'un rapport sexuel, par transfusion sanguine, par le partage d'aiguilles contaminées dans les établissements de soin et chez les toxicomanes, mais aussi de la mère à l'enfant au cours de la grossesse, de l'accouchement et de l'allaitement.

3 ° *Enfin, nous pensons que ces constructions sociales de la sexualité reproductive sont l'expression d'une recherche de compréhension et d'explication de ce qui est nouveau et qui menace la vie à travers l'absence de la procréation.* Ces constructions sociales sont à tous points de vue les résultats d'une certaine compréhension de la maladie, et s'érigent en explication facile de celle-ci. Dans la quête de compréhension, les gens sont confrontés à ces constructions sociales comme informations accessibles à moindre effort et à moindres frais. Le fait qu'elles sont largement véhiculées, ces constructions sociales comblent en quelque sorte le besoin de compréhension et d'explication qui habite les esprits.

Notre position sur ces constructions sociales de la sexualité reproductive comme expression d'une recherche de compréhension et d'explication s'appuie entre autres sur les conclusions de l'étude de de Loenzien, (2002) « Connaissances et attitudes face au VIH/SIDA »[14]. Cherchant à répondre à deux questions : comment les personnes vivant en milieu rural en Afrique Subsaharienne perçoivent-elles l'épidémie du VIH ? Quels sont les déterminants de leurs connaissances et attitudes ? Pour y répondre, l'auteur a mené une étude approfondie dans neuf

[14] de Loenzien, M., (2002), Connaissances et attitudes face au VIH/SIDA, coll. « Population », Paris, L'Harmattan.

villages et collines du Sénégal, au Cameroun et au Burundi, diversement affectés par l'épidémie.

Notre position sur ces constructions sociales de la sexualité reproductive comme expression d'une recherche de compréhension et d'explication s'appuie également sur l'excellent article de Hirsch (2003), « VIH-Sida : éthique du soin, de la recherche et accès aux traitements »[15]. L'auteur explique que cette épidémie a creusé dans les esprits une grande soif de connaître et un immense besoin d'explication. Le VIH/SIDA doit se comprendre comme un défi dont on ne peut atténuer ni la violence, ni la gravité. On peut toutefois constater que cette pandémie a suscité et édifié de nouvelles formes de solidarités qui ont bouleversé nos repères en termes de soins et de santé publique.

III. Les postures de la science face aux constructions sociales de la sexualité reproductive marquées par le contexte du VIH/SIDA

Les trois sens que nous venons de donner aux constructions sociales de la sexualité reproductive marquées par le contexte du VIH/SIDA, nous poussent à aller plus loin dans notre analyse pour chercher dans la littérature scientifique, si ces constructions sociales y trouvent des éclaircissements qui peuvent aider à démêler le vrai du faux. Dans certains milieux sociaux congolais, disions-nous ci-haut, au regard de la situation actuelle du VIH/SIDA, il se véhicule les idées selon lesquelles : « quand on est séropositive c'est impossible de tomber enceinte ou d'enceinter une femme quand on est séropositif ». « Le VIH abîme de manière significative, voire même irréversible les spermatozoïdes et les ovocytes ». « Le

---

[15] Hirsch, E. (2003), « VIH-Sida : éthique du soin, de la recherche et accès aux traitements », in Med Sci (Paris) 2003, vol. 19, n° 6-7, p. 753–760 https://doi.org/10.1051/medsci/20031967753

VIH/SIDA rend infertile parce qu'il altère les spermatozoïdes et les ovocytes ». « Les personnes séropositives ne peuvent pas avoir d'enfants en bonne santé » ; « une mère séropositive qui est sous traitement ne peut pas transmettre la maladie à son fœtus » ; « une personne séropositive qui est sous traitement n'a aucune obligation de prévenir qui que ce soit, même pas son partenaire sexuel occasionnel ». Dès lors, autour de la sexualité vécue avec un projet de reproduction, se construisent toutes sortes des représentations sociales, entre autres celles-ci : « le Sida rend stérile » ; « le Sida rend impuissant ». En dit long à ce sujet, l'article publié par Médecins-sans-frontières en Afrique (2016) et intitulé « Sept idées reçues que vous pourriez avoir sur le VIH/Sida ». Parmi ces idées, une concerne directement la procréation : « Vous ne pouvez pas avoir d'enfant si vous êtes séropositive ou vous ne pas féconder une femme si vous êtes séropositif »[16]. Cette idée reçue sous-entend que le VIH/Sida rend stérile, rend impuissant, et provoque l'infertilité. Ces idées reçues se répercutent dans les comportements sexuels. Ces affirmations sont-elles exactes et vraies ? Que disent les études scientifiques ?

1° *Le VIH/SIDA empêche-t-il une femme séropositive de tomber enceinte ou empêche-t-il un homme séropositif d'enceinter une femme (séropositive ou séronégative) ? Le VIH empêche-t-il la spermatogenèse (processus lors duquel un gamète mâle (spermatozoïde) est produit) ou l'ovogenèse (le processus lors duquel un gamète femelle (ovule) est produit) ? Le VIH altère-t-il les spermatozoïdes et les ovocytes ? Le VIH/SIDA rend-il impossible la fécondation ?*

---

[16] Médecins-sans-frontières en Afrique (2016) « Sept idées reçues que vous pourriez avoir sur le VIH/Sida », publié le 20 avril 2016 - mis à jour le 8 novembre 2019.
https://www.msf.fr/actualites/sept-idees-recues-que-vous-pourriez-avoir-sur-le-vihsida

La réponse de la science est catégorique, le VIH/SIDA n'empêche aucunement la fécondation et la procréation, tant pour les femmes que pour les hommes.

Pour les femmes, le VIH n'empêche pas la grossesse : une femme porteuse du VIH peut tomber enceinte lors d'un rapport sexuel régulier pendant sa période d'ovulation, ou par insémination artificielle. En effet, l'introduction de médicaments antirétroviraux et la journalisation de la grossesse et de l'accouchement ont permis de réduire le risque de contagion du virus au bébé. Dans le suivi médical, il suffit de savoir si le dosage de son traitement est compatible avec une éventuelle grossesse. Afin de réduire au maximum les risques qui pourraient surgir durant la grossesse, il est important que la maladie de la patiente soit stable, afin d'éviter les changements de médication. Certes, si pour la femme porteuse du VIH, la transmission du virus au bébé est possible au travers du placenta, au moment de l'accouchement, et via l'allaitement, mais dès lors qu'elle prend un traitement antirétroviral de manière régulière et bien suivie, il n'y a pas de risque, la transmission du virus de la mère à l'enfant est totalement jugulée.

De même, pour les hommes, le VIH dont est porteur un homme ne l'empêche pas de féconder une femme prête à la fécondation en période d'ovulation. Un homme porteur du VIH peut procréer. Néanmoins, l'attention reste toujours portée sur le risque de contamination de la femme si celle-ci est séronégative lors de la fécondation. Donc, les hommes atteints du VIH peuvent également aspirer à la paternité, mais là encore il est important de prendre certaines précautions. Dans le cas bien précis de l'insémination artificielle, ces précautions doivent être prises avant d'inséminer la femme.

Cependant, parmi les réponses à ces questions, notre attention a été attirée par la réponse que donne un centre réputé en médecine reproductive. En effet, sur le site internet de la clinique espagnole Tambre (Médecine reproductive Avancée), nous avons noté ceci : « Le VIH affecte-t-il la fertilité ? Il existe différents mécanismes qui impliquent le VIH dans les problèmes de fertilité. L'homme qui a contracté le virus peut développer des altérations hormonales ayant des effets au niveau du seminogramme, comme une diminution de la motilité et de la concentration des spermatozoïdes ou des altérations de leur forme. Au niveau fonctionnel, une baisse de la libido et une impuissance, des troubles de l'érection et des troubles de l'éjaculation ont été signalés chez jusqu'à 60 % des patients. Chez les femmes séropositives, une réduction de la fertilité allant jusqu'à 26 % a été signalée, associée à des maladies systémiques, au stress et à la perte de poids qui affectent la fonction ovarienne »[17].

Nonobstant cette observation de Tambre (Médecine reproductive Avancée), contrairement à « la construction sociale de la sexualité reproductive » amenée par le vécu du VIH/SIDA, construction sociale de la sexualité selon laquelle « les porteurs du VIH ne peuvent pas procréer », la littérature scientifique confirme que les personnes porteuses du VIH, hommes et femmes peuvent procréer. Il est parfaitement possible d'avoir des enfants quand on est porteur du VIH. Les progrès médicaux ont permis l'amélioration considérable de la qualité de vie des personnes atteintes du VIH, ce qui a pour conséquence qu'un bon nombre de couples souhaite fonder une famille. Comme l'affirme Bujan (2027) : « Des meilleures connaissances de la physiopathologie de l'infection et les progrès thérapeutiques ont permis de transformer le pronostic : de maladie fatale, l'infection par le VIH est devenue une maladie chronique contrôlée. Dans ce contexte, de nouvelles perspectives peuvent être envisagées pour les

[17] Tambre (Médecine reproductive Avancée) (), « VIH et fertilité : tout ce que vous devez savoir ! », 8 juin 2024, https://www.clinicatambre.com/fr/dernieres-nouvelles/vih-et-fertilite-tout-ce-que-vous-devez-savoir

couples désirant procréer dont l'un des membres est infecté. (...) Ces progrès ont largement changé la prise en charge des couples dont l'un des partenaires est infecté par le VIH : d'interdite dans les années 1980 à médicalement assistée ensuite, la procréation a pu, plus récemment, être envisagée naturellement. Cela donne de nombreuses possibilités aux couples désirant procréer même si de nombreuses questions demeurent »[18]. Parmi les progrès médicaux, il y a le lavage de sperme. Celui-ci est le moyen le plus sûr pour un homme séropositif de concevoir biologiquement un enfant avec son partenaire séronégatif. Le lavage du sperme est utilisé pour séparer le liquide séminal, qui contient le VIH, du sperme, qui ne contient pas le VIH. Une fois que l'échantillon de sperme a été « lavé », il peut être utilisé dans une gamme de traitements de fertilité. Le plus simple d'entre eux est l'insémination artificielle (IA) / insémination intra-utérin (IIU) où le sperme lavé est placé dans l'utérus à peu près au moment où la femme ovule. Si la femme a des difficultés à concevoir, ou si son partenaire a un faible nombre de spermatozoïdes, la fécondation in vitro (FIV) de sperme lavé (où les œufs sont inséminés avec du sperme lavé en laboratoire) ou l'injection intracytoplasmique de spermatozoïde (ICSI) (où les spermatozoïdes sont injectés directement dans l'ovule) être recommandée. La probabilité qu'une femme tombe enceinte après le lavage du sperme dépend de nombreux facteurs (dont votre âge, votre fertilité globale et la technique utilisée pour implanter le sperme), mais le lavage du sperme en lui-même ne réduit pas le risque de succès de cette technique. Bien qu'il ne soit pas garanti qu'il ne reste plus de VIH, le lavage du sperme est considéré comme très sûr. Néanmoins, une double vigilance reste de

[18] Bujan, L., (2017), « Trente années d'évolution dans la prise en charge des personnes vivant avec le virus de l'immunodéficience humaine désirant devenir parents : un changement de paradigme », in *Bulletin de l'Académie Nationale de Médecine*, January–March 2017, Pages 281-296. https://doi.org/10.1016/S0001-4079(19)30526-6

mise, car le risque zéro n'existe pas : 1° en ce qui concerne les femmes porteuses du VIH, la surveillance du risque de transmission du VIH mère-enfant ; 2° en ce qui concerne les hommes porteurs du VIH, la surveillance du risque de contamination de la femme si celle-ci est séronégative lors de la fécondation.

2° Le traitement antirétroviral a-t-il un impact sur la procréation ? Les médicaments que prend la femme ont-ils une influence sur le traitement pour la fertilité de quelque manière que ce soit ? De même le traitement antirétroviral contrevient-il à la performance de l'homme dans la reproduction ? le traitement antirétroviral provoque-t-il une altération ?

À cette question, il est indiqué ceci sur le site internet de la clinique espagnole Tambre (Médecine reproductive Avancée) (2024) : « Quant à la thérapie antirétrovirale, certains médicaments peuvent altérer la production de gamètes, ces effets étant plus marqués sur l'ovocyte que sur le spermatozoïde. Les autres mécanismes qui influencent la fertilité des patients sous traitement antirétroviral sont une altération de la capacité d'implantation des embryons et une augmentation du taux de fausses couches ». En effet, le traitement antirétroviral peut provoquer chez certains hommes des anomalies du sperme, notamment une faible numération des spermatozoïdes, une faible motilité et un faible volume.

Effectivement, des études scientifiques montrent qu'il existe différents mécanismes qui impliquent le VIH dans les problèmes de fertilité. Ces études tendent plus à montrer que c'est le traitement antirétroviral qui influence de quelque manière la fertilité. Si la réponse de la science est catégorique, le VIH/SIDA n'empêche aucunement la fécondation et la procréation, quelques études scientifiques donnent cependant des précisions, et parmi ces études nous en avons épinglé deux. Chez les hommes, deux études corroborent l'information selon laquelle le traitement antirétroviral altère la qualité et la quantité des spermatozoïdes. Il s'agit de : (a) l'étude de Dulioust et al. (2002) « Semen alterations in HIV-1 infected men » ; (b) l'étude de Savasi V. et al. (2019) « Effects of highly active antiretroviral therapy on semen parameters of a cohort of 770 HIV-1 infected men ».

(a) L'étude de Dulioust, Le Du, Costagliola, et al. (2002) avait montré que « les hommes infectés par le VIH présentent des altérations du sperme »[19]. À cette époque, cette étude suggéra que ces altérations pouvaient être dues aux traitements antirétroviraux. Les auteurs avaient conclu que le traitement antirétroviral altère la qualité du sperme en termes de diminution de concentration de spermatozoïdes, ralentissement de la mobilité totale, la vitalité et la morphologie. Pour parvenir à cette conclusion, ces chercheurs avaient comparé les hommes sous traitement antirétroviral à des hommes séronégatifs, candidats à une PMA pour cause de stérilité tubaire de leur compagne, appariés pour l'âge et le délai d'abstinence avant l'analyse. Ils avaient constaté que l'altération la plus frappante était un ralentissement de la mobilité des spermatozoïdes, avec une baisse de la mobilité « rapide », dite de type a, et une hausse de la mobilité « ente », de type b, chez plus d'un tiers des patients. Le pourcentage de spermatozoïdes à mobilité rapide chez l'ensemble des patients était de 10 %, contre 15 % chez les hommes séronégatifs. En outre, Dulioust, Le Du, Costagliola, et al. (2002) avaient constaté une augmentation de la concentration de cellules non spermatiques, au nombre de 3 millions par ml chez les hommes infectés par le VIH contre 1,1 million par ml chez les hommes séronégatifs. Par ailleurs, le volume de l'éjaculait était plus faible, de 2,8 ml chez les hommes infectés par le VIH contre 3,6 ml chez les hommes séronégatifs ; et le

[19] Dulioust et al. (2002) « Semen alterations in HIV-1 infected men », in Human Reproduction, vol 17 n° 8, p. 2112-2118. https://doi.org/10.1093/humrep/17.8.2112

nombre total de spermatozoïdes était de 262,5 millions chez les hommes séropositifs contre 310,5 millions chez les hommes séronégatifs.

L'une des causes possibles de toutes ces altérations, avait conclu l'étude de Dulioust, Le Du, Costagliola, et al. (2002) pourrait être le traitement antirétroviral. En effet, les antirétroviraux sont impliqués dans divers dysfonctionnements métaboliques et endocriniens, qui pourraient aussi bien affecter les testicules, les voies reproductives et les gamètes, notent-ils. Toutefois, cette étude avait aussi montré que chez 20 patients les antirétroviraux avaient au contraire amélioré la qualité du sperme, en fonction du taux de CD4 de départ. Ce qui, pour les auteurs de cette étude, on ne peut pas imputer exclusivement l'altération du sperme chez les hommes séropositifs au traitement antirétroviral. D'autres facteurs constituent des explications possibles de cette altération, qui peut être causée soit par une inflammation silencieuse des voies génitales, soit par un dysfonctionnement des glandes accessoires. Cependant, ces hypothèses ne ferment pas la porte à l'explication de l'altération du sperme par le traitement antirétroviral chez les hommes séropositifs sous ce traitement.

(b) l'étude de Savasi V. et al. (2019) « Effects of highly active antiretroviral therapy on semen parameters of a cohort of 770 HIV-1 infected men »[20] commence par une mise au point : « Des études ont rapporté des altérations du sperme (diminution de la mobilité, de la concentration du sperme, du nombre total de spermatozoïdes et du volume de l'éjaculait), mais ces résultats restent controversés ». L'objectif de cette étude était d'évaluer les paramètres du sperme sur une importante cohorte d'hommes infectés par le VIH-1 traités par

[20] Savasi V. et al. (2019), «Effects of highly active antiretroviral therapy on semen parameters of a cohort of 770 HIV-1 infected men », in *PLoS One*. 2019 Feb 21;14(2):e0212194

HAART par rapport à un groupe de référence de l'Organisation Mondiale de la Santé (OMS) et d'évaluer l'impact du type et de la durée du traitement par HAART dans un modèle multi-varié prenant en compte les facteurs confondants comme l'âge et la charge virale plasmatique.
Entre Janvier 2010 et juin 2014, 770 patients infectés par le VIH-1 sous traitement stable par HAART ont été inclus dans une cohorte rétrospective. Une co-infection par le Virus de l'Hépatite B (VHB) ou le Virus de l'Hépatite C (VHC), la présence d'infections génitales et des causes connues d'infertilité étaient des critères d'exclusion. Les prélèvements de sperme étaient analysés et comparés avec des valeurs de référence de l'OMS. Une analyse multi-variée comprenant le type et la durée de HAART, l'âge, la charge virale et le nombre de CD4 était effectuée sur 600 des 770 patients. La voie de transmission du VIH était : Sexuelle : 52 % ; Par utilisation de drogue par voie intraveineuse : 38 % ; Transfusion : 2,2 % ; Inconnue : 6,9 % ; Professionnelle : 0,7 % ; Verticale : 0,3 %. Les valeurs médianes des paramètres analysés étaient significativement plus basses chez les patients infectés par le VIH par rapport au groupe OMS de référence, avec une proportion significative de patients ayant des valeurs inférieures au 5e percentile des valeurs de référence de l'OMS. Dans une analyse multi-variée, seuls l'âge et la charge virale impactaient négativement la mobilité (β -0,3 ($IC_{95\,\%}$: -0,5 ; -0,0) %, $p < 0{,}05$) et la morphologie spermatique (β -0,00 ($IC_{95\,\%}$: -0,00 ; -0,00) %, $p \leq 0{,}01$) alors qu'aucune association n'était détectée avec le type et la durée du traitement par HAART. Les patients infectés par le VIH présentaient une altération significative des paramètres spermatiques par rapport aux valeurs de référence. Par contre, le type et la durée du traitement par HAART ne présentaient pas d'association avec la qualité du sperme.

3° « *Cacher son état séropositif pour protéger sa dignité et procréer* ». *Dans les constructions de la sexualité*

marquées par le contexte du VIH/SIDA, il circule une idée selon laquelle : « une personne séropositive qui est sous traitement n'a aucune obligation de prévenir qui que ce soit, même pas son partenaire sexuel occasionnel parce que son traitement a anéanti la nocivité de sa charge virale ». Est-ce la science appuie et confirme cette posture ?

La réponse de la science est on ne peut plus claire là-dessus : malgré toutes les précautions d'usage et l'efficacité du traitement antirétroviral, le risque zéro n'existe pas, même quand l'on est sous traitement. En effet, le fait de cacher son état séropositif à son entourage et à ses partenaires sexuels tient au fait qu'en général en Afrique, et en RDC en particulier, le Sida est considéré encore comme une maladie de la honte. La personne qui attrape le Sida est stigmatisée ; elle est pointée du doigt d'avoir été infidèle. On l'accuse d'avoir mené une vie de désordre, une vie de débauche, une « vie de péché » en jargon religieux. Le Sida est non seulement une maladie de la honte, c'est aussi une maladie qui véhicule la culpabilité. Outre qu'il se culpabilise déjà lui-même, le patient atteint du Sida est traité comme un « coupable », coupable des turpitudes de sa vie sexuelle désordonnée. Ceci amène un ensemble des « constructions sociales de la sexualité » qui l'inscrit dans le registre des pratiques mortifères, des pratiques condamnables sur le plan moral et éthique. Le VIH/SIDA a amené des changements des comportements qui modifient la signification même de la sexualité reproductive. Le Sida fait peur. C'est tout le domaine de la santé de la reproduction qui est malmené dans ce contexte épidémique. Par rapport à cette dernière idée, nous pensons qu'en RDC, le fait de cacher sa séropositivité à son partenaire ou à ses partenaires en vue de procréer est parmi les conséquences directes des « constructions sociales de la sexualité reproductive » amenées par l'épidémie du Sida. Ces constructions sociales dévoilent la complexité des changements sociaux et comportementaux dans cette sphère de la sexualité et de la procréation.

Le VIH/Sida et les campagnes de lutte qu'il suscite modifient l'ensemble de la sphère sexualité-contraception-procréation. Quelle est la possibilité pour les femmes et les hommes de désirer une grossesse et de la mener à terme dans de bonnes conditions sanitaires lorsqu'un des deux partenaires est infecté par le VIH, ou lorsqu'aucun des deux partenaires ne connaît pas son statut sérologique par rapport au VIH ?

Nous estimons que les constructions de la sexualité marquées par le contexte du VIH/SIDA constituent une régulation sociale des comportements qui met en jeu les interactions biologiques entre l'infection par le VIH et la fertilité de la femme et de l'homme. Globalement, cette régulation se fait des deux manières : (1°) elle instille dans les esprits une peur (salutaire) de la contamination qui induit la gravité des conséquences physiologiques de l'infection par le VIH sur la santé des personnes infectées femmes et des hommes, diminuant leur fécondabilité par l'adoption des comportements de protection par rapport au risque d'infection par le VIH (abstinence, diminution de l'activité sexuelle, utilisation de préservatifs, etc). 2° elle instille la peur de la mort. Et à ce niveau, elle aussi salutaire. En effet, la mortalité des personnes en âge de procréer est plus élevée parce que c'est la catégorie des personnes la plus active au niveau sexuel. L'évolution du rapport à la sexualité due aux changements des sociétés. La précocité sexuelle augmente dans toutes les populations, alors que l'âge au mariage devient plus tardif, laissant une période préconjugale plus longue. Le contrôle social avant le mariage est moins fort qu'auparavant, les jeunes sont plus autonomes, sous l'effet de l'instruction, des migrations, de l'urbanisation. La sexualité des jeunes qui se développe sous l'influence des pairs, bien souvent dans une certaine précarité économique et sociale, et qui est vécue comme une des étapes initiatiques du passage à l'âge adulte, est fréquemment le lieu de prise de risques. Parallèlement à ces évolutions dues aux changements de société, le Sida modifie peu les comportements sexuels. Le dépistage du VIH spontané reste encore rare dans les pays africains, toutefois cela n'empêche pas les populations d'être très conscientes du risque d'infection par le VIH au cours des relations sexuelles. Ainsi, la tranche d'âge la plus concernée par les contaminations au VIH se situe dans les personnes ayant la maturité de procréation. Selon les données de l'ONUSIDA : « En 2022, 630 000 personnes [480 000 à 880 000] sont mortes de causes liées au VIH ». La catégorie la plus concernée se situe entre 15 et 49 ans. »

IV. Les constructions de la sexualité marquées par le contexte du VIH/SIDA : les raisons d'une vigilance éthique et juridique

Suite aux progrès thérapeutiques et à l'amélioration des connaissances, la question de la conception naturelle est posée. Le traitement antirétroviral efficace de l'infection réduit considérablement le risque de transmission sexuelle du virus. Plus le traitement antirétroviral est introduit tôt, plus le risque de contamination diminue. Ainsi est né le concept du « traitement de pré-exposition (PrEP : Preexposure prophylaxis) ». Cependant, des études, notamment Hoffman et al. (2015), disent que le risque de contamination zéro n'existe pas. Ces auteurs concluent que quel que soient les modalités thérapeutiques dans les conditions non optimales, le risque de ne pas avoir d'enfant et d'être contaminée existe[21].

[21] Hoffman R.M., Jaycocks A., Vardavas R., Wagner G., Lake J.E., Mindry D., et al. (2015), « Benefits of PrEP as an Adjunctive Method of HIV Prevention During Attempted Conception Between HIV-uninfected Women and HIV-infected Male Partners», in *J Infect Dis* 2015 Nov 15;212(10):1534-43. doi: 10.1093/infdis/jiv305. Epub 2015 Jun 19.

C'est dans ce contexte qu'intervient la nécessité d'une vigilance éthique, voire même juridique, pour éviter les abus de confiance, les dols. Les stigmatisations, les discriminations, l'exclusion sociale rendent nécessaires des campagnes de sensibilisation pour démêler le vrai du faux, pour démonter tous les préjugés dont sont victimes les personnes porteuses du VIH/SIDA. Les diffamations, les fausses accusations, les tromperies dans les rapports sociaux aux conséquences qui mettent la vie des autres en danger, les violations des droits de l'homme dont sont victimes les personnes porteuses du VIH/SIDA méritent quant à elles une vigilance juridique. Lorsque les « constructions sociales de la sexualité reproductive » véhiculent des fausses informations sur le rapport entre le VIH/SIDA et la procréation, la vigilance éthique et juridique doit prendre la forme d'une éducation. Dès lors, la sensibilisation et la prévention en matière de santé sexuelle doivent commencer en contexte scolaire et être relayées par des campagnes de santé publique au niveau national. La vigilance éthique et juridique appelle surtout une meilleure sensibilisation des jeunes et une intensification de la prévention dans les structures éducatives.

Estimant urgent que les idées reçues sur la transmission du virus du sida soient efficacement combattues dans la société congolaise et aussi, estimant qu'il faut collectivement faire face aux discriminations que subissent au quotidien les personnes vivant avec le VIH qui sont porteuses d'un projet de reproduction, nous pensons que l'attention doit être portée sur les constructions sociales de la sexualité reproductive marquées par le contexte du VIH/SIDA. Il n'est pas passé inaperçu que dans la société congolaise, sans bouleverser pour autant les comportements en la matière, la menace que fait peser cette épidémie sur la sexualité entraîne ou accélère des modifications dans les mentalités et les attitudes vis-à-vis de certains domaines de la sexualité.

Références

Bajos N., Bozon M., Giami A. et al., (eds), *Sexualité et sida,* Paris, ANRS, 1995.

Batter V., Matela B., Nsuami M. et ai,, « High HIV-1 incidence in young women
masked by stable overall seroprevalence among childbearing women in Kinshasa,
Zaire : estimating incidence from serial seroprevalence data », Aids, 1994, 8 (6), p. 811-817.

Bozon, M. et Leridon, (1993), « Les constructions sociales de la sexualité », in Population, vol.48, n° 5, Sexualité et sciences sociales : Les apports d'une enquête, p.1173-1195.
https://www.persee.fr/doc/pop_0032-4663_1993_num_48_5_4095

Braverman, L. (2019), La sexualité des hommes après un cancer de la prostate : âge, genre et pouvoir » in *Sciences sociales et santé* 36 (3) : 5–30. https://www.cairn.info/revue-sciences-sociales-et-sante-2019-3-page-5.htm

Bujan, L., (2017), « Trente années d'évolution dans la prise en charge des personnes vivant avec le virus de l'immunodéficience humaine désirant devenir parents : un changement de paradigme », in *Bulletin de l'Académie Nationale de Médecine*, January–March 2017, p. 281-296. https://doi.org/10.1016/S0001-4079 (19) 30526-6

Cadart, *M.-L. « Colloque «* La santé de la reproduction confrontée au sida, enjeux sociaux et comportementaux dans les pays du sud. Colloque International, Nogent-sur-Marne (FRA), 2004/11/22-23 » in Bulletin Amades [En ligne], 64 | 2005, mis en ligne le 03 février 2009, consulté le 11 septembre 2024. URL :
http://journals.openedition.org/amades/266 ; DOI :
https://doi.org/10.4000/amades.266

Dejucq N, Jegou B. Viruses in the mammalian male genital tract and their effects on the reproductive system. *Microbiol Mol Biol Rev* 2001 ; 65 : 208-231.

Delor F. (1997), *Relations sexuelles, désir d'enfants et perception du temps, Séropositifs,* Paris, L'Harmattan, p. 271-319.

Desgrées du Loû A. et Ferry. B. (Eds), *Sexualité et procréation confrontées au Sida dans les pays du Sud,* Nogent-sur-Marne, CEPED, 2006, 276 p.

Dulioust et al. (2002) « Semen alterations in HIV-1 infected men », in Human Reproduction, vol 17 n° 8, p. 2112-2118.
https://doi.org/10.1093/humrep/17.8.2112

Gourbin, C. *Santé de la reproduction au Nord et au Sud. De la connaissance à l'action. Actes de la Chaire Quetelet 2004.* Première édition, Louvain-la-Neuve, Presses Universitaires de Louvain,

Gregson Simon, 1994, « Will HIV become a major determinant of fertility in Sub-saharan Africa ? », The Journal of Development Studies, 1994, 30 (3), p. 650-679.

Herzlich, C, Pierret J. (1988), « Une maladie dans l'espace public. Le SIDA dans six quotidiens français » in Annales, Économies, sociétés, civilisations. 43e année, n°. 5, 1988. pp. 1109-1134. doi :
https://doi.org/10.3406/ahess.1988.283546https://www.persee.fr/doc/ahess_0395-2649_1988_num_43_5_283546

Hoffman R.M., Jaycocks A., Vardavas R., Wagner G., Lake J.E., Mindry D., et al. (2015), « Benefits of PrEP as an Adjunctive Method of HIV Prevention During Attempted Conception Between HIV-uninfected Women and HIV-infected Male Partners », in *J Infect Dis* 2015 Nov 15;212(10):1534-43. doi : 10.1093/infdis/jiv305. Epub 2015 Jun 19.

Kempers R. D. et al. (eds), (1998), *Fertility and Reproductive Medicine,* Paris, Elsevier,

Le Tortorec, A. et Dejucq-Rainsford, N. (2010), « Le tractus génital masculin : un refuge pour le VIH ? » in Med Sci (Paris), vol.26, n° 10, 15 octobre 2010, p ;861-868.
https://doi.org/10.1051/medsci/20102610861

Muciaccia B, Corallini S, Vicini E, *et al.* HIV-1 viral DNA is present in ejaculated abnormal spermatozoa of seropositive subjects. *Hum Reprod* 2007 ; 22 : 2868-78.

Munch J, Rucker E, Standker L, *et al.* Semen-derived amyloid fibrils drastically enhance HIV infection. *Cell* 2007 ; 131 : 1059-71.

Roan NR, Sowinski S, Munch J, *et al.* Aminoquinoline surfen inhibits the action of SEVI (semen-derived enhancer of viral infection). *J Biol Chem* 2010 ; 285 : 1861-9.

Savasi V. et al. (2019), « Effects of highly active antiretroviral therapy on semen parameters of a cohort of 770 HIV-1 infected men », in *PLoS One*. 2019 Feb 21;14 (2) :e0212194

Tambre (Médecine reproductive Avancée) (), «VIH et fertilité : tout ce que vous devez savoir !», 8 juin 2024,

https://www.clinicatambre.com/fr/dernieres-nouvelles/vih-et-fertilite-tout-ce-que-vous-devez-savoir

Zutlevics T. (2006), Should ART be offered to HIV-serodiscordant and HIV-seroconcordant couples : An ethical discussion ?, *Human Reprod.,* 21, 1956-1960.

Setel Philip, 1995, « The effects of HIV and AIDS on fertility in East and Central Africa », Health Transition Review, The third World AIDS Epidemic, sup. to vol. 5, p. 179-190.

Van Leeuwen E, Wit FW, Repping S, *et al.* Effects of antiretroviral therapy on semen quality. *AIDS* 2008 ; 22 : 637-42.

Analyse des violences basées sur le genre chez les femmes en République Démocratique du Congo : prévalence, typologie, caractéristiques des victimes et déterminants sociaux

FELIX MOMAT K[1]., PATRICK MUBINDA K[2]., HUGUES ILUNGA N[2]., YVETTE YOWA M[2]., AÏDA KALENGA M[3]*., ERIC K. LUBOYA[4]., MICHEL KABAMBA N[5]., OSCAR LUBOYA[6]*., JEAN-BATISTE ZAMBEZE KAKOMA S.[1]*.

Résumé

Cette étude explore les violences basées sur le genre (VBG) au sein du milieu politique congolais, en mettant particulièrement l'accent sur les violences subies par les femmes politiques. L'objectif principal est de contribuer à la réduction des violences envers les femmes politiques en République Démocratique du Congo (RDC). Plus précisément, l'étude vise

---

[1] Faculté de Médecine, Université de Lubumbashi, Département de Gynécologie – Obstétrique, République Démocratique du Congo.

[2] Faculté de Médecine, Université de Kolwezi, Département de Gynécologie – Obstétrique, République Démocratique du Congo.

[3] Institut Supérieur de Commerce, ISC Lubumbashi, République Démocratique du Congo.

[4] Institut Supérieur des Techniques Médicales de Lubumbashi, ISTM Lubumbashi, République Démocratique du Congo.

[5] Ecole de Santé Publique, Université de Kamina, République Démocratique du Congo.

[6] Ecole de Santé Publique, Université de Lubumbashi, République Démocratique du Congo.

à évaluer la prévalence des femmes politiques victimes de VBG, à identifier les différents types de VBG qui les affectent, ainsi qu'à déterminer les catégories politiques et les déterminants sociaux qui exposent ces femmes aux risques de VBG. Réalisée en 2022 dans diverses villes et zones rurales de la RDC, la recherche révèle une prévalence élevée de VBG, atteignant 81 %, avec une diversité de formes de violence, notamment sexuelles, verbales, physiques et psychologiques. Les déterminants sociaux identifiés incluent les stéréotypes de genre, les inégalités de pouvoir et les structures patriarcales. Les résultats mettent en évidence la nécessité de comprendre en profondeur les causes et les conséquences de ces violences pour élaborer des politiques de prévention et d'intervention efficaces.

Mots-clés : Violences basées sur le genre, femmes politiques, République Démocratique du Congo, prévalence, déterminants sociaux, politiques de prévention

Introduction

Les Droits et Santé Sexuels et Reproductifs (DSSR) sont des piliers fondamentaux des droits humains, visant à garantir la santé, la dignité et l'autonomie des individus dans les domaines de la sexualité et de la reproduction. Ces droits, reconnus par des instruments internationaux tels que la Déclaration Universelle des Droits de l'Homme (ONU, 1948) et les accords issus de la Conférence Internationale sur la Population et le Développement (CIPD) de 1994, visent à permettre à chaque individu de prendre des décisions éclairées et volontaires concernant sa vie sexuelle et reproductive, sans subir de coercition, de discrimination ou de violence (UNFPA, 2021).

Les DSSR sont cruciaux pour garantir une qualité de vie optimale et promouvoir l'égalité des genres. Ils englobent non seulement le droit à une information et une éducation sexuelle complète, mais aussi l'accès à des services de santé de haute qualité (WHO, 2018). En 1993, l'Assemblée générale des Nations Unies a ratifié la Déclaration sur l'élimination de la violence à l'égard des femmes, affirmant que ces violences constituent une grave violation des droits humains et en les inscrivant dans une perspective d'analyse des structures de pouvoir de genre (UN, 1993). Cette déclaration représente un tournant dans la reconnaissance internationale des violences basées sur le genre (VBG) et a établi un cadre d'action pour y faire face (Krug et al., 2002).

Les VBG comprennent une vaste gamme de violences telles que le harcèlement sexuel, le mariage précoce et forcé, les mutilations génitales féminines (MGF), ainsi que les violences verbales, sexuelles, psychologiques et physiques. Ces formes de violence sont des violations graves des droits humains et ont des impacts dévastateurs et durables sur la santé physique et mentale des victimes (WHO, 2020). Combattre les VBG est crucial pour la réalisation des DSSR, nécessitant une mobilisation concertée des gouvernements, des organisations non gouvernementales, et de la société civile (Heise, 2011).

En République Démocratique du Congo (RDC), l'environnement politique est particulièrement marqué par des inégalités de genre et des discriminations, avec une prédominance masculine dans les positions de pouvoir et une marginalisation des femmes (Sisay et al., 2017). Les violences faites aux femmes en milieu politique sont une manifestation de cette discrimination systémique, influencée par des rapports de sexe inégaux et des rôles de genre préconçus dans les sphères sociale, économique et politique (David, 2013). Malgré ces dynamiques, la documentation sur les VBG dans le milieu politique congolais reste limitée.

L'objectif de cette étude est de contribuer à la réduction des violences à l'égard des femmes politiques en RDC. Plus spécifiquement, l'étude vise à déterminer la prévalence des VBG chez les femmes politiques congolaises, à identifier les différents types de VBG auxquelles elles sont confrontées, ainsi qu'à examiner les catégories politiques et les déterminants sociaux qui les exposent à ces violences.

Méthodologie

– Type et Sites d'étude

C'est une étude multicentrique et analytique, ciblant à la fois des environnements urbains et ruraux en République Démocratique du Congo (RDC). L'étude se concentre sur sept villes urbaines (Kinshasa, Lubumbashi, Likasi, Kalemie, Matadi, Goma, Kolwezi) et trois zones rurales (Pwento, Kasumbalesa, Beni), et est de type descriptif, multicentrique et transversal, couvrant la période de décembre 2021 à décembre 2022.

– Critères d'inclusion

Les critères d'inclusion comprenaient : (1) une tranche d'âge de 29 ans ou plus, (2) une expérience politique continue et avérée d'au moins cinq ans, et (3) un diplôme d'État au minimum. L'échantillonnage a été réalisé de manière exhaustive, avec un recrutement anonyme utilisant un questionnaire d'enquête en ligne, soit auto-administré, soit administré par une équipe d'enquêteurs formés, conformément aux recommandations pour les études sur les violences (Ellsberg et al., 2014).

– Collecte des données

Les données ont été recueillies à l'aide de la plateforme Kobocollect, un outil numérique efficace pour la collecte de données en milieu difficile (KoboToolbox, 2021). Les témoignages ont été obtenus auprès de 229 femmes politiques, comprenant des députées, sénatrices, membres du gouvernement, cabinets politiques, responsables de municipalités, mandataires d'établissements publics et militantes de partis politiques. Le questionnaire, conçu pour capturer à la fois des données quantitatives et qualitatives, explorait la présence, la fréquence, les déterminants et les conséquences des différentes formes de violences (Hague & Malos, 2018).

– **Analyse des données**

L'analyse des données a été effectuée avec le logiciel SPSS version 26, permettant une gestion et une analyse robustes des données (IBM, 2020). Les variables continues ont été examinées en termes de fréquences et de pourcentages. Les tests du chi carré ont été employés pour analyser les variables catégorielles, tandis qu'une analyse univariée a été réalisée pour estimer les odds ratios (OR) et leurs intervalles de confiance à 95 %, conformément aux méthodes statistiques standards pour les études épidémiologiques (Altman et Bland, 2011).

– Considérations éthiques

Cette étude a été réalisée dans le strict respect des principes éthiques régissant la recherche impliquant des êtres humains. Avant la collecte des données, un consentement libre et éclairé a été obtenu de toutes les participantes, en veillant à ce qu'elles comprennent parfaitement les objectifs, les risques, et les bénéfices potentiels de leur participation. La confidentialité des informations a été assurée à toutes les étapes de la recherche, les données étant anonymisées et stockées de manière sécurisée afin de prévenir tout accès non autorisé. De plus, l'approbation éthique de cette étude a été délivrée conformément aux normes nationales et internationales, telles que celles énoncées par la Déclaration d'Helsinki (World Medical Association, 2013). L'ensemble du processus a respecté les droits et la dignité des participantes, en prenant en compte leur vulnérabilité particulière en tant que femmes politiques victimes de violences basées sur le genre.

Résultats

1. Répartition des femmes politiques interrogées par province

L'étude a inclus un échantillon total de 628 femmes politiques issues de diverses provinces de la RDC. Kinshasa se distingue avec le plus grand nombre de participantes, soit 99 femmes, représentant 46,05 % des femmes politiques de la province. La province du Haut-Katanga suit avec 56 femmes politiques, soit 35,67 %. Les provinces du Nord-Kivu, du Kongo-Central et du Lualaba comptent respectivement 32 (30,48 %), 25 (28,41 %) et 17 (26,98 %) femmes politiques interrogées. En moyenne, les femmes politiques représentent 36,46 % des participantes dans l'ensemble des provinces.

2. Proportion des femmes politiques victimes des VBG par province

La prévalence des violences basées sur le genre (VBG) parmi les femmes politiques reste élevée dans toutes les provinces étudiées. À Kinshasa, 84,85 % des femmes politiques interrogées ont rapporté avoir été victimes de VBG. Les provinces du Haut-Katanga et du Nord-Kivu affichent également des taux préoccupants, avec respectivement 83,93 % et 87,50 %. Dans les provinces du Kongo-Central et du Lualaba, les taux sont de 68,00 % et 52,94 % respectivement. En moyenne, 80,77 % des femmes politiques interrogées ont été victimes d'au moins une forme de VBG.

3. Proportion des femmes politiques victimes selon le type de Violences Basées sur le Genre (VBG)

Les violences sexuelles sont les plus répandues, constituant 51,85 % des cas de violences basées sur le genre (VBG). Les violences verbales arrivent en deuxième position avec 17,84 %, tandis que les violences physiques et psychologiques représentent respectivement 15,14 % et 12,43 % des cas. Les autres formes de violences comptent pour 2,70 %.

4. Proportion des femmes politiques victimes de Violences Basées sur le Genre (VBG) selon le mandat et/ou la fonction politiques

Les militantes de partis politiques représentent la plus grande proportion des victimes de violences basées sur le genre (31,35 %), suivies des membres des cabinets ministériels (23,24 %), des femmes élues (18,91 %), des responsables de municipalités (10,27 %), des mandataires d'entreprises publiques (9,73 %) et des membres du gouvernement (6,50 %).

5. Proportion des femmes politiques victimes de Violences Basées sur le Genre (VBG) selon le mandat et/ou la fonction politiques associées au type de VBG

Les violences sexuelles sont majoritairement signalées chez les femmes élues (18,75 %), les membres des cabinets ministériels (27,08 %) et les militantes de partis politiques (31,25 %). Les violences verbales touchent plus souvent les membres des cabinets (18,18 %) et les militantes de partis politiques (27,27 %). Les violences physiques sont plus fréquentes chez les mandataires d'entreprises publiques (18,18 %) ainsi que chez les militantes de partis politiques (27,27 %). En ce qui concerne les violences psychologiques, elles sont principalement observées chez les membres des cabinets (20 %) et les militantes de partis politiques (26,67 %). Enfin, les autres types de violences sont exclusivement rapportés par les militantes de partis politiques (100 %).

6. Proportion de Violences Sexuelles par catégories des femmes politiques victimes

Les femmes élues présentent un odds ratio (OR) de 2,54 (IC95 % : 1,05-6,16) pour les violences sexuelles, en comparaison aux mandataires d'entreprises publiques. Les membres des cabinets ont un OR de 4,09 (IC95 % : 1,74-9,58), tandis que les militantes de partis politiques affichent un OR de 5,0 (IC95 % : 2,15-11,61). En revanche, les membres du gouvernement et les responsables de municipalités présentent des OR de 0,47 (IC95 % : 0,14-1,65) et 1,28 (IC95 % : 0,48-3,39) respectivement.

Discussion

1) Prévalence des Violences Basées sur le Genre (VBG)

La prévalence élevée des VBG dans l'environnement politique congolais reflète une tendance mondiale similaire. Une étude conjointe menée par le CUA-WGDD, ONU Femmes, le Haut-Commissariat aux Droits de l'Homme (HCDH) et le Fonds des Nations Unies pour la Population (FNUAP) en 2020 a révélé une recrudescence des VBG, attribuable à des facteurs complexes tels que les inégalités de genre, les structures patriarcales et les déséquilibres de pouvoir.

Les violences sexuelles, en particulier, soulèvent une profonde inquiétude. Comme l'ont souligné Sandrine Blanchard et Silja Fröhlich (2022), ces violences révèlent la nécessité impérative de rompre le silence et de renforcer les mécanismes de prévention et de lutte contre ces abus. En politique, les militantes de partis sont parmi les plus vulnérables, une situation mise en lumière par l'Union Parlementaire Africaine dans son rapport de 2021. Ce rapport souligne les niveaux alarmants de sexisme, de harcèlement, et de violence auxquels les femmes parlementaires sont confrontées, confirmant ainsi la persistance de barrières systémiques freinant leur pleine participation à la vie politique.

2) Typologie des Violences Basées sur le Genre (VBG) par Site

À Kinshasa, un large éventail de violences basées sur le genre (VBG) est observé, touchant toutes les catégories de femmes politiques, notamment les élues, les membres du gouvernement, les membres des cabinets, ainsi que les militantes, qu'elles soient affiliées à la majorité ou à l'opposition. Cette diversité de violences indique une situation particulièrement complexe où les formes de VBG sont omniprésentes et affectent de manière transversale les différents acteurs politiques.

Dans le Haut-Katanga, une situation comparable est constatée, où les violences touchent également les élues, les responsables de municipalités et les militantes des partis politiques. Cette province semble refléter les dynamiques de Kinshasa, avec une gamme étendue de violences affectant divers groupes au sein du milieu politique.

Les provinces du Nord-Kivu et du Lualaba présentent également une diversité de violences, affectant principalement les élues, les membres du gouvernement et les militantes. Bien que ces provinces partagent des similitudes avec celles de Kinshasa et du Haut-Katanga, les formes spécifiques de violences et leur prévalence peuvent varier en fonction des contextes locaux et des dynamiques politiques propres à chaque région.

La province du Kongo-Central se distingue par une prévalence particulièrement élevée des violences sexuelles et psychologiques. Ces violences sont surtout observées parmi les membres des cabinets et les militantes affiliées à la majorité au pouvoir. Cette situation souligne une problématique spécifique dans cette province, où les violences psychologiques et sexuelles semblent être des instruments de contrôle et de domination plus marqués, affectant de manière disproportionnée les femmes en position de responsabilité au sein de la majorité politique.

La comparaison des résultats de cette étude avec la littérature existante révèle des similitudes importantes dans les patterns de VBG, tout en mettant en évidence des spécificités régionales. Les observations dans les provinces de la RDC confirment que les violences basées sur le genre sont non seulement un problème omniprésent, mais aussi stratégiquement ciblé pour influencer et limiter la participation des femmes en politique. Les résultats soulignent également l'importance de contextes locaux spécifiques dans l'élaboration des stratégies de prévention et de réponse aux VBG, conformément aux recommandations de la littérature internationale sur le sujet.

3) Discussion Générale

Les résultats de cette étude s'alignent avec les recherches antérieures sur les violences basées sur le genre (VBG) dans les milieux politiques. Par exemple, une enquête menée par l'Organisation des Nations Unies (ONU) en 2018 a démontré que les femmes en politique sont souvent exposées à diverses formes de violences, notamment le harcèlement sexuel et les violences verbales (ONU, 2018). Ces formes de violence ne se limitent pas aux interactions personnelles, mais s'étendent aux agressions en ligne et aux attaques publiques qui visent à discréditer les femmes en position de pouvoir.

De plus, une étude de l'Institut International pour la Démocratie et l'Assistance Électorale (IDEA) en 2019 a mis en lumière que les VBG sont fréquemment utilisées comme un outil pour dissuader les femmes de s'engager en politique. Cette recherche révèle que la violence envers les femmes politiques constitue une stratégie délibérée pour préserver la domination masculine dans les espaces de décision (IDEA, 2019).

Les déterminants sociaux des VBG dans le contexte politique congolais sont intimement liés à des facteurs tels que les stéréotypes de genre, les disparités de pouvoir, et les structures patriarcales enracinées. Ces éléments contribuent à la marginalisation systématique des femmes et augmentent leur vulnérabilité aux violences. Les conséquences psychosociales de ces violences sont particulièrement alarmantes : elles provoquent non seulement une détresse émotionnelle considérable, mais peuvent également entraîner la démission des femmes de leurs fonctions politiques, limitant ainsi leur participation active à la vie publique.

L'étude de Krook et Restrepo Sanín (2020) corrobore cette perspective, en soulignant que les violences politiques basées sur le genre sont fréquemment employées pour exclure les femmes de la sphère politique et consolider les structures patriarcales en place. Les auteurs identifient une gamme de formes de violence, allant des menaces verbales à des agressions physiques directes, avec des effets dévastateurs sur la volonté et la capacité des femmes à persister dans la politique. Ces violences sapent non seulement la participation des femmes, mais nuisent également au développement d'une démocratie inclusive et équitable.

4) Typologie de Violences Basées sur le Genre (VBG) par Site

À Kinshasa, les violences incluent toutes les formes de VBG et touchent les élues, les membres du gouvernement, les membres de cabinets et les militantes, tant de la majorité au pouvoir que de l'opposition. Haut-Katanga présente une situation similaire, avec des violences touchant les élues, les responsables de municipalités et les militantes. Nord-Kivu et Lualaba montrent également des violences variées touchant principalement les élues, les membres du gouvernement et les militantes. Kongo-Central se distingue par une prévalence plus élevée de violences sexuelles et psychologiques, principalement parmi les membres de cabinets et les militantes de la majorité au pouvoir.

Conclusion

Les violences basées sur le genre (VBG) dans les milieux politiques constituent un problème de santé publique significatif et persistant. Les données recueillies au cours de cette étude révèlent une prévalence élevée et variée des violences à l'encontre des femmes politiques en République Démocratique du Congo (RDC), illustrant un environnement politique profondément marqué par ces problématiques.

Les témoignages des femmes politiques congolaises soulignent la prévalence de multiples formes de violence, y compris la sextorsion, où l'abus de pouvoir est utilisé pour obtenir des faveurs sexuelles en échange d'avantages. Cette forme de VBG, en particulier, met en lumière les dynamiques de pouvoir qui exacerbent la vulnérabilité des femmes dans les contextes politiques (Gordon et al., 2020). La présence de discriminations croisées accentue la gravité de ces violences, illustrant comment des facteurs multiples peuvent interagir pour intensifier l'impact des violences basées sur le genre sur les femmes parlementaires (Cohen & Williams, 2021).

Pour aborder efficacement ces enjeux, il est essentiel de développer une compréhension approfondie des causes sous-jacentes des VBG et d'élaborer des interventions adaptées. Les stratégies de prévention doivent inclure des réformes législatives robustes, renforçant les cadres juridiques et réglementaires pour protéger les femmes politiques. En outre, des politiques publiques doivent être mises en œuvre pour créer un environnement politique sécurisé et inclusif. Les campagnes de sensibilisation et les programmes de formation sont également cruciaux pour éduquer les parties prenantes et promouvoir des comportements respectueux et non discriminatoires (Heise et al., 2019).

Ainsi, la documentation continue et l'analyse approfondie des violences faites aux femmes en milieu politique sont nécessaires pour élaborer des mesures efficaces de prévention et de protection. Les efforts combinés de gouvernements, d'organisations non gouvernementales et de la société civile seront déterminants pour réduire les VBG et garantir un environnement politique où les droits et la dignité des femmes sont pleinement respectés.

Références

Altman, D. G., & Bland, J. M. (2011). How to randomise. *BMJ, 343*, d6891. https://doi.org/10.1136/bmj.d6891

Cohen, P. N., & Williams, C. (2021). *Intersectionality and the Gendered Impact of Violence*. Routledge.

David, E. (2013). Gender-Based Violence in the Political Sphere : À Global Overview. *Journal of Gender Studies, 22*(3), 232-245.

David, N. (2013). Les violences faites aux femmes en milieu professionnel. *Revue de la Société Française de Santé Publique, 25* (3), 234-245.

Ellsberg, M., Jansen, H. A., Heise, L., Watts, C. H., & Garcia-Moreno, C. (2014). Intimate partner violence and women's physical and mental health in the WHO multi-country study on women's health and domestic violence : an observational study. *The Lancet, 368*(9543), 1375-1385. https://doi.org/10.1016/S0140-6736(06)69523-0

Gordon, M., Hinton, A., & Lewis, R. (2020). Sexual Exploitation and Abuse : Addressing Sextortion in Political Settings. *Journal of Gender-Based Violence, 14*(2), 175-190. https://doi.org/10.1080/20002844.2020.1765738

Hague, G., & Malos, E. (2018). *Violence Against Women : Current Theory and Practice*. Routledge.

Heise, L. (2011). What Works to Prevent Partner Violence? An Evidence Overview. STRIVE Research Consortium.

Heise, L., Garcia-Moreno, C., & Ellsberg, M. (2019). *Violence Against Women : A Review of the Evidence*. World Health Organization. https://www.who.int/publications/i/item/9789241564627

IBM. (2020). *IBM SPSS Statistics for Windows, Version 26.0*. IBM Corp.

KoboToolbox. (2021). *KoboToolbox Documentation.* https://support.kobotoolbox.org/

Krug, E. G., Dahlberg, L. L., Mercy, J. A., Zwi, A. B., & Lozano, R. (Eds.). (2002). *World Report on Violence and Health.* World Health Organization.

Krook, M. L., & Restrepo Sanín, J. (2020). *Violence against Women in Politics*. Oxford University Press.

Nations Unies. (1993). *Déclaration sur l'élimination de la violence à l'égard des femmes*. New York : Nations Unies.

Organisation des Nations Unies (ONU). (2018). *Violence against Women in Politics*. New York : ONU.

Sandrine Blanchard, & Fröhlich, S. (2022). Briser le silence et mieux combattre les violences sexuelles.

Sisay, M., Tesfaye, G., & Tadesse, N. (2017). Gender Inequality and Violence Against Women in the Political Sphere : Evidence from Ethiopia and the Democratic Republic of Congo. *African Journal of Political Science, 25*(2), 137-156.

UNFPA. (2021). *State of World Population 2021: My Body is My Own*. United Nations Population Fund.

UN. (1993). *Declaration on the Elimination of Violence against Women*. United Nations General Assembly.

WHO. (2018). *Global Sexual and Reproductive Health Policy and Strategy*. World Health Organization.

WHO. (2020). *Violence against Women Prevalence Estimates 2018*. World Health Organization.

Union Parlementaire Africaine. (2021). *Sexisme, harcèlement et violence à l'encontre des femmes dans les parlements d'Afrique*.

Mort fœtale in utero et la qualité des consultations prénatales à Kamina en République Démocratique du Congo : effets des activités de dépistage et des interventions de prophylaxie au cours de la grossesse

IGNACE BWANA KANGULU[1], ALBERT MWEMBO TAMBWE A' NKOY[2], MICHEL KABAMBA NZAJI[2], ALAIN MBAYO KAZADI[1], ELIE KILOLO NGOY UMBA[3], JOHN NGOY LUMBULE[3], ERIC KIWELE ZONGWE[1], XAVIER KINENKINDA KALUME[2], JULES NGWE THABA MOYAMBE[2] ET JEAN BAPTISTE KAKOMA SAKATOLO[2]

Résumé

La République Démocratique du Congo (RDC) demeure encore l'un des pays les plus touchés par la mortinatalité. Pourtant, il est démontré que de nombreux facteurs associés aux mortinaissances sont potentiellement modifiables. Nous avons réalisé cette étude dans l'objectif d'identifier les activités de dépistage et les interventions de prophylaxie aux consultations prénatales associées à la survenue de la mort fœtale in utero au troisième trimestre de la grossesse.

[1] Département de Gynécologie et Obstétrique, Faculté de Médecine, Université de Kamina, Kamina, RD. Congo.
[2] Département de Gynécologie et Obstétrique, Faculté de Médecine, Université de Lubumbashi, Lubumbashi, RD. Congo.
[3] École de santé publique, Université de Kamina, Kamina, RD. Congo.

Matériel et méthode

Il s'agit d'une étude cas témoins menée dans 6 formations sanitaires de Kamina de janvier 2021 à mai 2022. Les effets des activités de dépistage et les interventions de prophylaxie sur la survenue de la mort fœtale in utero (MFIU) ont été étudiés. Au total, 78 cas de MFIU ont été couplés à 234 témoins. Les analyses statistiques analytiques étaient réalisées. Le Odds Ratio et son IC à 95 % ainsi que le test du Khi-carré ont été utilisés pour tester la dépendance entre la MFIU (variable dépendante) et les variables indépendantes (activités de dépistage et interventions de prophylaxie).

Résultats

Après ajustement, les activités de dépistage et les interventions de prophylaxie restées associées à la survenue de la mort fœtale in utero étaient l'absence de la surveillance de la tension artérielle au cours des consultations prénatales (ORa=2,44 ; IC95= [1,15-5,19]), le nombre des doses de la Sulfadoxine Pyriméthamine(SP)<3 (ORa=3,09 ; IC95=[1,19-7,98]) et l'absence de la supplémentation en fer et acide folique (ORa=3,18 ; IC95=[1,58-6,42]) au cours de la grossesse. Les valeurs de l'aire sous la courbe ROC (AUC) indiquent une performance de 77,8 %, démontrant ainsi l'acceptabilité du modèle.

Conclusion

L'application correcte des activités de dépistage et des interventions de prophylaxie ainsi identifiées au cours des consultations prénatales constitue un moyen de lutte contre la mort fœtale in utero à Kamina.

Mots clés : Mort fœtale in utero, CPN, activités de dépistage, interventions de prophylaxie.

Introduction

L'Organisation Mondiale de la Santé recommande de considérer comme mort fœtale in utero tout fœtus né sans vie, à au moins 28 SA, ou pesant au moins 1000 g ou ayant atteint au moins 35 cm de longueur (Sharma et al., 2021 ; Tavares et al., 2016). Dans le monde en 2019, environ 2 millions de mort-nés à 28 semaines ou plus de gestation étaient enregistrés, avec un taux global de 13,9 mortinaissances pour 1000 naissances. Le taux le plus élevé était trouvé en Afrique occidentale et centrale avec 22,8 mortinaissances pour 1000 naissances, suivi par l'Afrique orientale et australe avec 20,5 et l'Asie du Sud avec18, 2 (Hug et al., 2021).

De manière globale, les prévalences de la MFIU sont très variables : 2 % dans le monde ; 0,5 % dans les pays à hauts revenus contre plus de 1 % dans les pays en développement (Quibel et al., 2014). À travers le monde, 65 millions de MFIU du troisième trimestre ont lieu chaque année ; 98 % d'entre elles sont situées dans les pays en développement, avec le taux le plus bas de 2 pour 1000 naissances en Finlande à plus de 40 pour 1000 naissances au Nigéria et au Pakistan (Beuzelin, 2016). En 2016, au début de l'ère des objectifs de développement durable (ODD), bien que les progrès aient été enregistrés, la morbidité et la mortalité évitables liées à la grossesse restaient inacceptablement élevées. L'OMS avait recommandé à tous les pays de consolider les acquis, les faire progresser et élargir les objectifs pour aller au-delà de la survie, en visant, pour les populations, un niveau de santé et de potentiel optimal (OMS, 2016, 2018). En effet, le nombre des accouchements des mort-nés a diminué plus lentement que la mortalité maternelle ou la mortalité infantile de moins de 5 ans, qui étaient explicitement ciblées dans les objectifs du Millénaire pour le développement (OMD). Le plan d'action pour chaque nouveau-né vise l'objectif de 12 mortinaissances ou moins pour 1 000 naissances dans chaque pays d'ici 2030. 94 pays seulement, principalement ceux à revenu élevé et certains à revenu intermédiaire ont déjà atteint cet objectif, mais avec des disparités notables. Au moins 56 pays, en particulier en Afrique et dans les zones touchées par les conflits, devront plus que doubler les progrès pour atteindre cet objectif (De Bernis et al., 2016 ; Lawn et al., 2016).

La République Démocratique du Congo (RDC) notre pays demeure encore l'un des pays les plus touchés par la mortalité périnatale comprenant les morts anté et intra partale. L'accès aux soins obstétricaux et néonatals d'urgence y demeure encore faible. Les formations sanitaires, aussi bien de base que de référence, disposent de moyens d'intervention très limités. En outre, le personnel de santé qualifié est très insuffisant surtout en milieu rural où vit la majorité de la population congolaise (École de Santé Publique de l'Université de Kinshasa et ICF, 2019). Pourtant, il est démontré que de nombreux troubles associés aux mortinaissances sont potentiellement modifiables et coexistent souvent, question qu'ils soient identifiés et pris en charge à temps. L'amélioration des données à elles seules ne sauvera pas des vies, mais fournira un moyen de cibler les interventions pour atteindre plus de 7000 femmes chaque jour dans le monde qui vivent la réalité de la mortinatalité (Lawn et al., 2016).

Dans la province du Haut-Lomami, notre étude menée à l'Hôpital Général de Référence de Kamina, avait trouvé une fréquence très élevée de la MFIU. Chez les mères concernées, les CPN étaient débutées tardivement et le nombre n'atteignait pas 4 dans la majorité des cas (Bwana et al., 2016). Dans la plupart des cas, les informations sur les consultations prénatales concernant les activités de dépistage et les interventions de prophylaxie faisaient défaut de même que le bilan étiologique étant donné que le plateau technique des structures est faible et le niveau socioéconomique de la population bas. Ceci étant, nous avons mené la présente étude avec comme objectifs d'identifier les activités de dépistage et les interventions de prophylaxie aux consultations prénatales associées à la survenue de la mort fœtale in utero du troisième trimestre de la grossesse à Kamina, chef-lieu de la province du Haut-Lomami en République Démocratique du Congo.

Matériel et méthodes

Cadre de recherche

L'étude était menée dans 6 maternités de la ville de Kamina dans la province du Haut-Lomami en République

Démocratique du Congo, à savoir : l'Hôpital Général de Référence, les Cliniques Universitaires, la Clinique SNCC, les Centres de santé de référence Bumi et Shungu et la maternité de la Polyclinique Monseigneur Malunga.

Type et période d'étude

Il s'agissait d'une étude cas témoins menée dans les formations sanitaires concernées au cours de la période allant de janvier 2021 au mois de mai 2022.

Population d'étude et échantillon

La population d'étude était constituée des accouchées des MFIU sur grossesse d'au moins 28 SA ainsi que des témoins avec naissances vivantes répondant aux critères de sélection. La taille minimale de l'échantillon était calculée avec StatCalc du logiciel Epi-Info version 7.2.4.0. en considérant une prévalence de MFIU de 14 % chez les exposés (Bwana et al., 2016), une prévalence de MFIU de 4 % chez les non exposés (Mpoy et al., 2022), une puissance de 80 %, un IC de 95 % et un ratio d'un cas pour trois témoins. La taille minimale de l'échantillon était ainsi estimée à 256 sujets à raison de 64 cas et 192 témoins. Au total, 78 cas de MFIU et 234 témoins ont fait partie de l'étude.

Critères d'inclusions

Etaient inclus dans l'étude les mères de MFIU d'au moins 28 SA ainsi que leurs témoins, couplés selon l'âge de la grossesse (avant 37 SA et 37 SA et plus), le type de grossesse, la morbidité connue, le diagnostic ayant été posé avant, pendant ou après l'accouchement, au sein des centres hospitaliers concernés ayant accepté de participer à l'étude.

Sélection des témoins

Les témoins étaient sélectionnés dans la même maternité que les cas de mort fœtale in utero. Pour identifier les déterminants de MFIU, 3 naissances vivantes (NV) ayant suivi directement l'accouchement de mort fœtale étaient couplées à 1 cas.

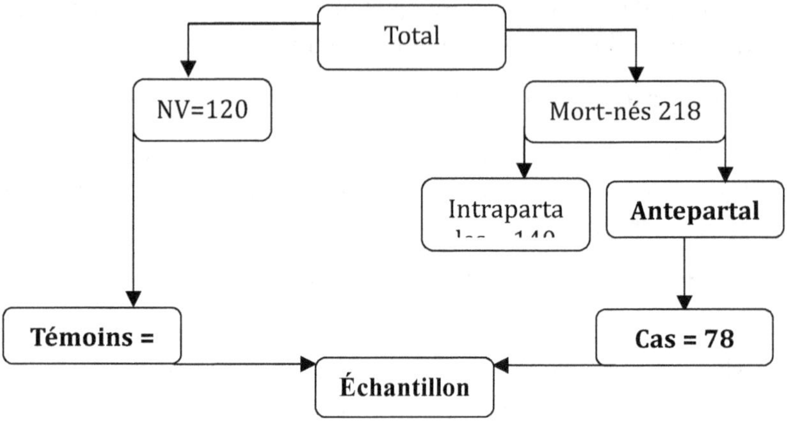

Figure 1. Diagramme de flux des données

Collecte des données

La collecte des données était faite de manière prospective par des équipes d'enquêteurs, briefées au préalable, à l'aide des fiches de collecte pré établies. Ces équipes étaient supervisées par nous-même. Elles étaient composées dans chaque formation sanitaire d'un médecin nous représentant et d'au moins 3 autres membres pour éviter la perte d'information.

Analyse des données

Nos données étaient encodées dans le logiciel Excel 2016 et exportées dans SPSS version 23 pour analyse. Les analyses statistiques étaient réalisées successivement. Dans l'analyse bivariée, les OR avec leurs IC à 95 % étaient utilisés pour mesurer la force de l'association entre la variable dépendante (MFIU) et les variables indépendantes. Les mesures d'association ont été considérées comme statistiquement significatives lorsque la valeur de p était inférieure ou égale à

0,05 et ou lorsque la borne inférieure de l'IC à 95 % était ≥1. Les variables avec un p≤ 0,20 en analyse bivariée avaient fait objet d'une régression logistique ascendante dans une approche pas-à-pas de Wald pour ajuster les associations entre la survenue de la MFIU et les paramètres maternels ainsi que ceux de la qualité de la consultation prénatale en termes de périodicité pour contrôler les facteurs de confusion potentiels.

Résultats

Interventions prophylactiques au cours des CPN et mortalité fœtale in utero

Tableau 1 : Association entre les activités de prophylaxie aux CPN et la MFIU

Paramètres	**MFIU**		**OR [IC95 %]**	**p**
	Oui (n=78)	**Non (n=234)**		
Education sanitaire				
Oui	12 (23,5 %)	39 (76,5 %)	2,09 [0,96-4,54]	0,06
Non	24 (12,8 %)	163 (87,2 %)	1	
CPN non suivies	42 (56,8 %)	32 (43,2 %)	8,91 [4,75-16,71]	0,000
Prise de SP				
Non	50 (50,0 %)	50 (50,0 %)	6,57 [3,76-11,48]	0,000
Oui	28 (13,2 %)	184 (86,8 %)		
SP1 pris à ≤16SA				
Non	73 (26,6 %)	201 (73,4 %)	2,40 [0,90-6,37]	0,072
Oui	5 (13,2 %)	33 (86,8 %)		
Nombre des doses de SP				
<3	72 (32,9 %)	147 (67,1 %)	7,10 [2,96-17,02]	0,000
≥3	6 (6,4 %)	87 (93,6 %)		

Usage régulier du MIILD				
Non	42 (47,7 %)	46 (52,3 %)	4,77 [2,75-8,26]	0,000
Oui	36 (16,1 %)	188(83,9 %)		
Fer et acide folique				
Non	47(53,4 %)	41(46,6 %)	7,14[4 056-12,56]	0,000
Oui	31(13,8 %)	193(86,2 %)		

La MFIU était significativement associée à la non prise de la Sulfadoxine Pyriméthamine à titre de prévention palustre pendant la grossesse (OR=6,57 ; IC95= [3,76-11,48]), au nombre des doses de SP <3(OR=7,10 ; IC95=[2,96-17,02]), au non usage de la MIILD au cours de la grossesse (OR=4,77 ; IC95=[2,75-8,26]) et à la non supplémentation en fer et acide folique(OR=7,14 ; IC95=[4 056-12,56]) (tableau 1).

Analyse multivariée entre les interventions de prophylaxie au cours des CPN

Tableau 2 : Interventions de prophylaxie associées à la MFIU après ajustement

Paramètres	**ORa[IC95]**	**p**
Nombre des doses de SP prises <3/≥3	4,09[1,64-10,19]	0,002
Supplémentation en Fer et Acide folique non/oui	5,18[2,88-9,32]	0,000

Après analyse multivariée, de toutes les interventions de prophylaxie au cours des consultations prénatales, seules le nombre des doses de prise de la Sulfadoxine Pyriméthamine <3 (ORa=4,09 ; IC95=[1,64-10,19]) et le manque de la supplémentation en fer et acide folique(ORa=5,18 ;

IC95=[2,88-9,32]) restent significativement liées à la survenue de MFIU(Tableau 2).

Analyse discriminante du modèle de prédiction de la MFIU par le nombre des doses de SP <3 et le manque de la supplémentation en fer et acide folique

De l'analyse de la surface sous la courbe de la figure ci-dessous, il se dégage sensibilité du modèle avec une probabilité moyenne de 75,8 %(69,6-82,0) et un p-value de 0,000.

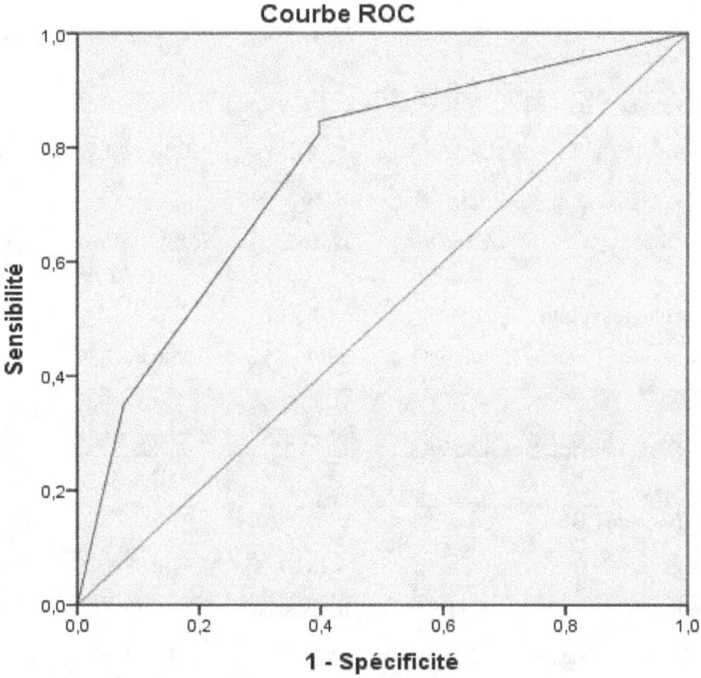

Figure 2 : Courbe ROC des interventions de prophylaxie au cours des CPN et la survenue de la MFIU

Activités de dépistage réalisées au cours des CPN et mortalité fœtale in utero

Tableau 3 : Association entre les activités de dépistage réalisées aux CPN et la MFIU

Paramètres	MFIU		OR [IC95 %]	p
	Oui (n=78)	Non (n=234)		
TDR ou GE				
Non	21(22,8 %)	71(77,2 %)	2,58[1,25-5,32]	0,01
Oui	15(10,3 %)	131(89,7 %)	1	
CPN non suivies	42(56,8 %)	32(43,2 %)	11,46[5,66-23,20]	0,000
Sérologie VIH				
Non	29(15,6 %)	157(84,4 %)	1,19[0,49-2,89]	0,70
Oui	7(13,5 %)	45(86,5 %)	1	
CPN non suivies	42(56,8 %)	32(43,2 %)	8,43[3,36-21,16]	0,000
Sérologie syphilis				
Non	30(29,7 %)	171(70,3 %)	0,90[0,49-2,89]	0,84
Oui	6(16,2 %)	31(83,8 %)	1	
CPN non suivies	42(56,8 %)	32(43,2 %)	6,78[2,52-18,21]	0,000
Dosage de l'Hb				
Non	30(16,1 %)	156(83,9 %)	1,47[0,58-3,76]	0,41
Oui	6(11,5 %)	46(88,5 %)	1	
CPN non suivies	42(56,8 %)	32(43,2 %)	10,06[3,83-26,47]	0,000
Dosage de la glycémie				
Non	35(16,1 %)	183(83,9 %)	3,63[0,47-28,03]	0,19

Oui	1(5,0 %)	19(95,0 %)	1	
CPN non suivies	42(56,8 %)	32(43,2 %)	24,94[3,17-196,21]	0,000
Examens des urines				
Non	34(17,4 %)	161(82,6 %)	4,33[0,99-18,77]	0,034
Oui	2(4,7 %)	41(95,3 %)	1	
CPN non suivies	42(56,8 %)	32(43,2 %)	26,90[6,05-119,62]	0,000
Échographie				
Non réalisée	69(32,7 %)	142(67,3 %)	4,97[2,36-10,44]	0,000
Réalisée	9(8,9 %)	92(91,1 %)		
Prise de la TA				
Non	17(28,8 %)	42(71,2 %)	3,41[1,63-7,12]	0,000
Oui	19(10,6 %)	160(89,4 %)	1	
CPN non suivies	42(56,8 %)	32(43,2 %)	11,05[5,70-21,42]	
Prise de poids				
Non	11(31,4 %)	24(68,6 %)	3,26[1,42-7,46]	0,000
Oui	25(12,3 %)	178(87,7 %)	1	
CPN non suivies	42(56,8 %)	32(43,2 %)	9,34[5,02-17,40]	0,000

Parmi les mères ayant fréquenté les consultations prénatales, les activités de dépistage significativement associées à la survenue de MFIU étaient le non dépistage du paludisme (OR=2,58 ; IC95=[1,25-5,32]), la non réalisation de l'échographie pendant la grossesse(OR=4,97 ; IC95=[2,36-10,44]), le manque de la surveillance de la tension artérielle pendant la grossesse(OR=3,41 ; IC95=[1,63-7,12]) et du poids maternel (OR=3,26 ; IC95=[1,42-7,46]) (Tableau 3).

Tableau 4 : Activités de dépistage réalisées aux CPN associées à la MFIU après ajustement

Paramètres	**ORa[IC95]**	**p**
Surveillance de la TA au cours de la grossesse : Non/Oui	4,28[2,20-8,30]	0,000
Dépistage du paludisme au cours de la grossesse : Non/Oui	2,53[1,24-5,17]	0,011

De toutes les interventions de dépistage associées à la MFIU à l'analyse bivariée seuls le manque de surveillance de la TA (ORa=4,28 ; IC95=[2,20-8,30]) et le non dépistage du paludisme (ORa=2,53 ; IC95=[1,24-5,17]) au cours de la grossesse sont restés significativement associés à l'analyse multivariée(Tableau 4).

Analyse discriminante du modèle de prédiction de la survenue de la MFIU par les interventions de dépistage

La valeur de l'aire sous la courbe ROC(AUC) de la figure ci-dessous indique une performance de 74,7 % (68,2-81,2), démontrant ainsi l'acceptabilité du modèle de prédiction de la MFIU par les activités de dépistage retenues (surveillance de la TA et le dépistage du paludisme pendant la grossesse).

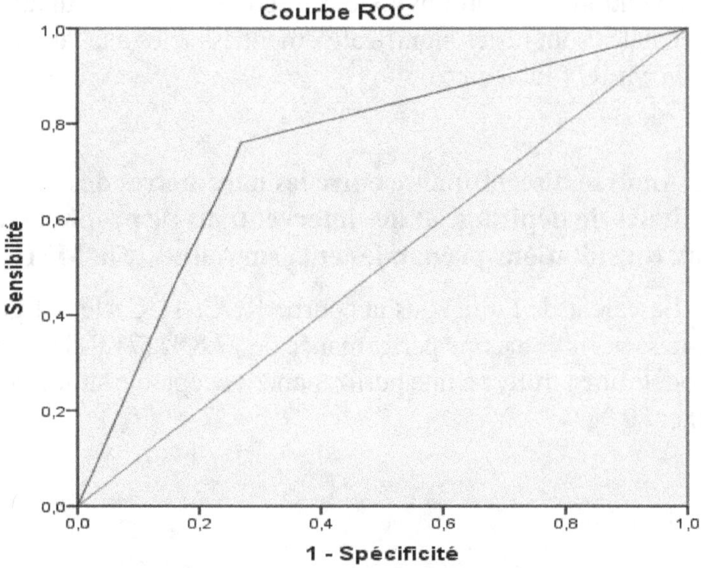

Figure 3 : Courbe ROC du modèle de prédiction de la MFIU par les activités de dépistage au cours des CPN

Tableau 5 : Association après ajustement entre les activités de dépistage et les interventions de prophylaxie aux consultations prénatales et la survenue de la MFIU

Paramètres	**ORa[IC95]**	**p**
Dépistage : Surveillance de la TA au cours de la grossesse : Non/Oui	2,44[1,15-5,19]	0,021
Prophylaxie : nombre de prise de SP<3/≥3	3,09[1,19-7,98]	0,020
Prophylaxie : prise de Fefol : Non/Oui	3,18[1,58-6,42]	0,001

Globalement, seule la non-surveillance de la Tension Artérielle parmi les activités de dépistage (ORa=2,44 ; IC95=[1,15-5,19]), un nombre des doses de SP<3(ORa=3,09 ; IC95=[1,19-7,98]) et l'absence de la supplémentation en fer et acide folique (ORa=3,18 ; IC95=[1,58-6,42]) parmi les interventions de prophylaxie au cours des consultations prénatales sont restés significativement associés à la survenue de la MFIU (Tableau 5).

Analyse discriminante entre les paramètres des activités de dépistage et des interventions de prophylaxie aux consultations prénatales et la survenue de la MFIU

La valeur de l'aire sous la courbe ROC(AUC) de la figure ci-dessous indique une performance de 77,8 % (71,8-83,8). Le modèle ainsi trouvé à une performance acceptable située entre 70 et 80 %.

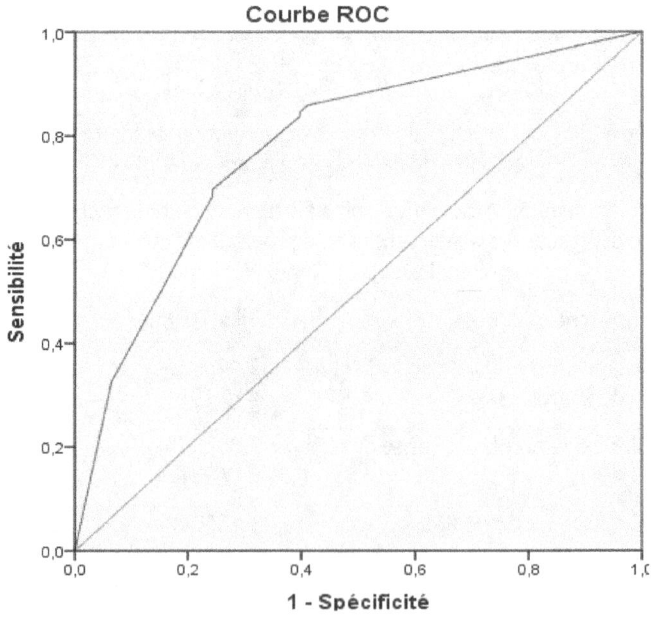

Figure 4 : Courbe ROC de l'analyse discriminante entre les paramètres de la périodicité, des interventions de dépistage et de prophylaxie aux consultations prénatales et la survenue de la MFIU

Discussion

Activités de prophylaxie au cours des CPN et la survenue MFIU

Il découle de cette étude que la MFIU était associée à la non prise de la Sulfadoxine Pyriméthamine à titre de prévention palustre pendant la grossesse (OR=6,57 ; IC95= [3,76-11,48]), au nombre des doses de SP <3(OR=7,10 ; IC95=[2,96-17,02]), au non usage de la MIILD au cours de la grossesse (OR=4,77 ; IC95=[2,75-8,26]) et à la non supplémentation en fer et acide folique (OR=7,14 ; IC95=[4 056-12,56]). Après analyse multivariée, de toutes les interventions de prophylaxie au cours des consultations prénatales, seuls le nombre des doses de prise de la Sulfadoxine Pyriméthamine <3 (ORa=4,09 ; IC95=[1,64-10,19]) et le manque de la supplémentation en fer et acide folique (ORa=5,18 ; IC95=[2,88-9,32]) étaient restés significativement associés à la survenue de MFIU, suggérant que le paludisme et l'anémie maternels seraient parmi les causes de la MFIU au troisième trimestre de la grossesse dans notre milieu.

Le paludisme et l'anémie pendant la grossesse sont les causes de la MFIU. Ainsi, le non-respect des mesures préventives au cours de la grossesse peut exposer la mère à des complications obstétricales y compris une mort fœtale. Selon l'OMS, le paludisme pendant la grossesse est un problème de santé publique majeur qui pose des risques importants pour les mères et leurs enfants(WHO, 2018). Selon la même source, chaque année, le paludisme est responsable de 20 % des mortinaissances et de 11 % de tous les décès néonatals en Afrique subsaharienne, et de 10 000 décès maternels dans le monde. Une étude menée sur le traitement préventif intermittent palustre chez les femmes enceintes à Toamasina au Madagascar avait trouvé que les nouveau-nés hypotrophes, les morts fœtales in utero ainsi que les cas d'infestation placentaire à *P. falciparum* positive prédominaient de façon significative dans le groupe de femmes n'ayant bénéficié d'aucune dose de SP pendant la grossesse (Rakotoarijaona & Randriambelomanana, 2014).

Selon l'OMS, une supplémentation en fer et acide folique pendant la grossesse est recommandée pour prévenir l'anémie maternelle, la septicémie, les naissances avant terme et le petit poids de naissance(OMS, 2017). Concernant la supplémentation en fer et acide folique, la littérature montre qu'une carence en fer sévère provoque une diminution de la synthèse de l'Hb à l'origine d'une altération des capacités de transport de l'oxygène vers les tissus cibles. L'anémie ferriprive peut être responsable de complications maternelles et/ou périnatales en fonction de sa gravité, de la progressivité de son mode d'installation et de la présence de facteurs cliniques ou biologiques associés pouvant modifier le degré de tolérance à l'hypoxémie (affection cardiorespiratoire préexistante, hémolyse intravasculaire dans le cadre d'une maladie placentaire vasculaire, etc.)(Beucher et al., 2011).

Activités de dépistage pendant la grossesse et MFIU au troisième trimestre de la grossesse

Les activités de dépistage associées à la survenue de MFIU sont le manque du dépistage du paludisme au TDR ou grâce à la GE (OR=2,58 ; IC95=[1,25-5,32]), la non réalisation de l'échographie pendant la grossesse(OR=4,97 ; IC95=[2,36-10,44]) et le manque de la surveillance de la tension artérielle(OR=3,41 ; IC95=[1,63-7,12]) et du poids pendant la grossesse (OR=3,26 ; IC95=[1,42-7,46]). De toutes les interventions de dépistage associées à la MFIU à l'analyse bivariée seuls le manque de la surveillance de la TA (ORa=4,28 ; IC95=[2,20-8,30]) et le non dépistage du paludisme (ORa=2,53 ; IC95=[1,24-5,17]) au cours de la grossesse restaient significativement associés à l'analyse multivariée.

Le paludisme et l'Hypertension artérielle sont connus comme causes de la mort fœtale in utero au cours de la grossesse. Concernant le dépistage du paludisme pendant la grossesse, il est démontré que ses symptômes et les complications diffèrent selon l'intensité de la transmission et le taux d'immunité acquise par la femme enceinte. Dans des zones de transmission épidémique ou faible (instable) du paludisme, les femmes enceintes n'ont pas acquis un taux d'immunité élevé et tombent généralement malades lorsqu'elles sont infectées par *P. falciparum*. Dans des zones de transmission stable du paludisme comme la nôtre, la plupart des femmes adultes ont déjà développé une immunité suffisante pour que, même pendant la grossesse, l'infection à *P. falciparum* n'entraîne généralement ni fièvre ni autre symptôme clinique. Dans ces zones, l'infection palustre se caractérise principalement par le déclenchement d'une anémie secondaire et par la présence de parasites dans le placenta(Douamba, 2012). Il est donc logique que les gestantes qui n'ont pas bénéficié du dépistage du paludisme pendant la grossesse bien qu'elles soient asymptomatiques soient exposées à des complications obstétricales comme la mort fœtale. Toutefois, signalons que le dépistage du paludisme asymptomatique et la surveillance de la tension artérielle sont fortement liés au suivi des consultations prénatales. Ces examens de dépistage sont offerts gratuitement aux gestantes qui fréquentent les consultations prénatales dans les formations sanitaires publiques. Ils peuvent donc être associés directement soit indirectement à la survenue de la MFIU.

Conclusion

Les activités de dépistage et les interventions de prophylaxie associées à la survenue de la mort fœtale in utero trouvées dans notre étude sont l'absence de la surveillance de la tension artérielle au cours des consultations prénatales, le nombre des doses de SP<3 et l'absence de la supplémentation régulière en fer et acide folique. Le dépistage systématique d'un paludisme asymptomatique pendant la grossesse et de l'HTA, leur prise en charge ainsi que la supplémentation en fer et en acide folique pour prévenir l'anémie maternelle et ses complications fœtales au cours des consultations prénatales permettront de réduire la fréquence de la MFIU au troisième trimestre de la grossesse et d'avant travail d'accouchement dans notre milieu.

Références

Beucher, G., Grossetti, E., Simonet, T., Leporrier, M., & Dreyfus, M. (2011). Iron deficiency anemia and pregnancy. Prevention and treatment. Journal de Gynecologie Obstetrique et Biologie de La Reproduction, 40(3), 185–200.
https://doi.org/10.1016/j.jgyn.2011.01.004

Beuzelin, M. (2016). Morts fœtales in utero : facteurs étiologiques, role du diabète et de l ' obésité : étude cas-témoins monocentrique réalisée sur la période 2008-2014. Université de Caen Normandie.

Bwana, K. I., Mwembo, T. A., Ngoy, L. J., Kilolo, N. U. E., Kabamba, N. M., & Kalenga, M. K. P. (2016). Fréquence et facteurs de risque maternels de la mort fœtale in utero à Kamina,République Démocratique du Congo. Pan African Medical Journal, 23(114), 1–7.
https://doi.org/10.11604/pamj.2016.23.114.7817

De Bernis, L., Kinney, M. V., Stones, W., Ten Hoope-Bender, P., Vivio, D., Leisher, S. H., Bhutta, Z. A., Gülmezoglu, M., Mathai, M., Belizán, J. M., Franco, L., McDougall, L., Zeitlin, J., Malata, A., Dickson, K. E., & Lawn, J. E. (2016). Stillbirths : Ending preventable deaths by 2030. In The Lancet (Vol. 387, Issue 10019).
https://doi.org/10.1016/S0140-6736(15)00954-X

Douamba, Z. (2012). Paludisme asymptomatique chez la femme enceinte au centre médical Saint Camille de Ouagadougou. Université de Ouagadougou.

École de Santé Publique de l'Université de Kinshasa et ICF. (2019). République Démocratique du Congo : Evaluation des prestations des services de soins de santé(EPSS RDC) 2017-2018. In RDC et Rockville, Maryland, USA : ESPK et ICF (Vol. 15, Issue 2)
https://www.uam.es/gruposinv/meva/publicaciones jesus/capitulos_espanyol_jesus/2005_motivacion para el aprendizaje Perspectiva
lumnos.pdf%0Ahttps://www.researchgate.net/profile/Juan_Aparicio7/publication/253571379_Los_estudios_sobre_el_cambio_conceptual_

Hug, L., You, D., Blencowe, H., Mishra, A., Wang, Z., Fix, M. J., Wakefield, J., Moran, A. C., Gaigbe-Togbe, V., Suzuki, E., Blau, D. M., Cousens, S., Creanga, A., Croft, T., Hill, K., Joseph, K. S., Maswime, S., McClure, E. M., Pattinson, R., ... Alkema, L. (2021). Global, regional, and national estimates and trends in stillbirths from 2000 to 2019: a systematic assessment. The Lancet, 398(10302), 772–785. https://doi.org/10.1016/S0140-6736(21)01112-0

Lawn, J. E., Blencowe, H., Waiswa, P., Amouzou, A., Mathers, C., & Hogan, D. (2016). Stillbirths : rates , risk factors , and acceleration towards 2030. The Lancet, 18(6), 587–603.

Mpoy, C. W., Katembo, B. M., Missumba, W. K., & Kinenkinda, X. K. (2022). Etude de la mort foetalein utero à Lubumbashi, République Démocratique du Congo. Revue de l'Infirmier Congolais, 6(1), 21–27.

OMS. (2016). Recommandations de l ' OMS concernant les soins prénatals pour que la grossesse soit une expérience positive. Résumé d ' orientation. 10.

OMS. (2017). Recommandations de l'OMS concernant les soins anténatals pour que la grossesse soit une expérience positive.

OMS. (2018). Recommandations de l ' OMS concernant les soins prénatals pour que la grossesse soit une expérience positive : résumé. 10(1), 1–13.

https://doi.org/10.1186/1742-4755-10-19.5

Quibel, T., Bultez, T., Huchon, C., Rozenberg, P., Nizard, J., & Subtil, D. (2014). In utero fetal death. Journal de Gynecologie Obstetrique et Biologie de La Reproduction, 43(10), 883–907.

https://doi.org/10.1016/j.jgyn.2014.09.018

Rakotoarijaona, A., & Randriambelomanana, J. A. (2014). Diminution du taux et des complications liées à une infestation placentaire par Plasmodium falciparum par un traitement préventif intermittent chez les femmes enceintes à Toamasina, Madagascar. Rév. Méd. de Madag., 4(2), 449–452.

Sharma, B., Bhattarai, S., Shrestha, S., Joshi, R., Tamrakar, R., Singh, P., Chaudhary, J., & Pandit, U. (2021). Maternal and fetal characteristics and causes of stillbirth in a tertiary

care hospital of Nepal : secondary analysis of based surveillance data registry- -. BMJ Open, 11, 1–5.
https://doi.org/10.1136/bmjopen-2020-045012

Tavares, F., Silva, D., Gonik, B., Mcmillan, M., Keech, C., Dellicour, S., Bhange, S., Tila, M., Harper, D. M., Woods, C., Tse, A., Kochhar, S., Munoz, F. M., Brighton, T., Stillbirth, C., & Group, W. (2016). Stillbirth : Case definition and guidelines for data collection , analysis , and presentation of maternal immunization safety data ☆. Vaccine, 34(49), 6057–6068.
https://doi.org/10.1016/j.vaccine.2016.03.044

WHO. (2018). Implementing malaria in pregnancy programs in the context of World Health Organization recommendations on antenatal care for a positive pregnancy experience. Who, 64(January), 1–7.
https://doi.org/10.1093/cid/civ881.9

Épilogue

OLIVIER NKULU KABAMBA[1]

La procréation et l'infertilité sont des sujets qui préoccupent les scientifiques en Afrique subsaharienne où l'on observe depuis un certain temps la baisse du taux de fécondité. Plusieurs publications scientifiques l'attestent. Par exemple, dans son « Atlas de l'Afrique AFD » publié fin août 2020, l'Agence française de développement (AFD) interroge les dynamiques en cours sur le continent africain. Elle conclut que par rapport à « l'évolution de la fécondité en Afrique, le nombre d'enfants par femme baisse depuis 40 ans »[2]. En effet, en parcourant plusieurs autres sources scientifiques, en les recoupant et en les comparant, on peut s'autoriser d'estimer que, dans le monde, le taux de fécondité en Afrique est en constante baisse. Par exemple, selon ATLASOCIO.com (ATLAS SOCIOLOGIQUE MONDIAL) : « Les États d'Afrique possédant le taux de fécondité le plus élevé sont : le Niger, le Tchad, la Somalie, la République Démocratique du

[1] Professeur des Universités à la retraite (Canada, Belgique, République Démocratique du Congo) actuellement engagé en médecine humanitaire

[2] l'Agence française de développement (AFD), (2021), « Atlas de l'Afrique AFD : la fécondité en baisse continue depuis 40 ans », publié le 19 Février 2021. https://www.afd.fr/fr/actualites/atlas-afrique-afd-fecondite-baisse-depuis-40-ans

Congo et la Centrafrique. Les pays du continent africain ayant les indices de fécondité les plus faibles sont Maurice, le Cap-Vert, la Tunisie, le Maroc et les Seychelles. À l'échelle régionale, le taux de fécondité en Afrique est de 4,18 enfants par femme en 2023, contre 4,36 en 2020, contre 4,86 en 2010, et 5,18 en 2000 ».[3] Même si au niveau mondial, le taux de fécondité en Afrique reste à un niveau élevé : 4,5 enfants par femme en 2017, soit le taux le plus élevé de tous les continents[4], cela ne l'empêche pas de baisser depuis plus de 30 ans. En effet, entre 1980 et 2017, le taux de fécondité est passé de 6,6 à 4,5 enfants par femme en moyenne sur le continent africain. Et ce taux diminue d'année en année dans toutes les régions africaines et parfois avec des chutes spectaculaires. Au Sahel par exemple, la région avec les indices de fécondité les plus élevés, le nombre d'enfants par femme est passé de 7 à 5,7 depuis 1980. La chute la plus spectaculaire concerne l'Afrique du Nord, où le taux a été divisé par deux en 37 ans, passant de 6 à 3 enfants par femme. L'Afrique australe et les pays de l'océan Indien poursuivent leur transition démographique avec un taux de fécondité actuel de 4 enfants par femme, et une tendance toujours à la baisse. Si la croissance de la population africaine est plus élevée que dans le reste du monde, la diminution du taux de croissance démographique – le rythme de progression de la population – est déjà engagée. Cette baisse s'effectue en revanche à un rythme légèrement plus lent, jusqu'à présent, par rapport à ce qui est observé dans d'autres régions du

---

[3] ATLASOCIO.com (ATLAS SOCIOLOGIQUE MONDIAL), « Classement des États d'Afrique par indice de fécondité (taux de fécondité) », mis à jour le 28 /06/2023.
https://atlasocio.com/classements/demographie/fecondite/classement-etats-par-indice-de-fecondite-afrique.php

[4] Cf. The Economist (2014), «Afrique: que penser de sa fécondité élevée ? » in Population & Avenir, vol.4, n°719, p.17-19.
https://shs.cairn.info/revue-population-et-avenir-2014-4-page-17?lang=fr#s1n5

monde. Dans ce contexte de déclin général de la fécondité dans les pays africains, l'impact de toute menace sur la fécondité sera sans doute plus important à cause du contexte de pauvreté et de sous-développement. Il convient donc de rester vigilant dans les pays africains, où par exemple, la lutte contre le VIH/SIDA doit toujours être accompagnée par une lutte contre les MST, parce que ces maladies favorisent l'infection par le VIH. Cette double lutte peut aller dans le sens d'une augmentation de la fécondité. En effet les MST, maladies répandues et souvent mal soignées, en particulier à cause de leur caractère asymptomatique chez la femme, sont à l'origine d'une certaine infertilité. Leur prise en charge, via les programmes de lutte contre le Sida, est susceptible de réduire cette infertilité et donc d'augmenter la fécondité de la population générale.

Les études scientifiques publiées dans cet ouvrage collectif que je dirige participent à la dynamique scientifique sur le continent africain qui accompagne le taux de fécondité graduellement en baisse. Si la crainte de dénatalité et de la dépopulation n'atteint pas encore le niveau de préoccupation suscité dans tous les pays industrialisés, cette crainte est néanmoins de plus en plus réelle. Les scientifiques africains anticipent le niveau critique de cette crainte. En se penchant sur les dangers qui menacent la procréation en Afrique, les scientifiques africains s'inscrivent tout naturellement dans la lignée des scientifiques des autres régions du monde préoccupés par la baisse de fécondité.

C'est dans ce contexte que les menaces qui guettent la procréation en Afrique sont étudiées avec une grande attention et un profond sérieux : des IST non suffisamment prises en charge aux avortements non sécurisés, du VIH/SIDA au cancer de la prostate, des comportements sexuels à risque chez les jeunes à la violence du genre qui touche principalement les femmes en âge de procréer. C'est aussi dans ce contexte que les causes de l'infertilité sont examinées à la loupe L'infertilité qui préoccupe plus d'un couple en Afrique a vu la procréation médicalement assistée (PMA) progresser. Coumba Kane (2023) note à ce sujet que « La PMA progresse en Afrique, continent le plus touché par l'infertilité. Des dizaines de centres de procréation médicalement assistée s'implantent depuis plusieurs années dans les zones urbaines du continent ».

La sensibilisation sur les dangers qui guettent la procréation en Afrique subsaharienne passe par une conjugaison des niveaux de responsabilité. Tout d'abord le niveau individuel : il est de la responsabilité de chaque individu de prendre soin de sa santé. Il est de la responsabilité de chaque individu de se prémunir contre les dangers qui menacent sa potentialité de procréer. Par exemple, l'utilisation des préservatifs lors des rapports sexuels passagers ; le dépistage du cancer de la prostate, l'utilisation de la pullule contraceptive pour éviter des grossesses non désirées qui souvent aboutissent à des avortements dans des situations déplorables où plusieurs jeunes femmes et filles perdent la vie. Ensuite, on passe à la responsabilité collective : il est de la responsabilité de la communauté de protéger ses citoyens par une sécurité qui empêche les violences basées sur le genre des femmes ; il est de la responsabilité de l'État de mettre en place des programmes d'éducation sexuelle qui sensibilisent les jeunes aux comportements à risque ; il est de la responsabilité de l'État de mettre des structures de suivi de traitement pour les personnes séropositives et pour ceux dont le Sida est déclaré. Il est de la responsabilité de l'État de mobiliser les moyens d'information qui déconstruisent les constructions sociales de la sexualité reproductive qui véhiculent des fausses idées, dangereuses, car elles induisent les gens en erreur en les poussant d'adopter des comportements à risque.

Toujours d'actualité « sexualité et procréation », l'éventail des différentes études publiées dans ce livre ouvre un large champ de recherche sur d'autres thèmes tout aussi passionnants qui peuvent faire l'objet d'une autre publication, des thèmes comme : donner de la visibilité à l'infertilité, désir de parentalité et baisse de la fertilité humaine. C'est tout le sens que prennent les appels des scientifiques à la vigilance. Même si l'horizon est un peu moins sombre qu'il ne paraît en matière de taux fécondité en Afrique où il reste le plus élevé du monde. Même en matière de VIH/SIDA avec l'espoir d'un accès aux traitements antirétroviraux généralisé, une prévention efficace et soutenue reste indispensable. En cette matière des IST, une réponse apportée actuellement à ces difficultés de prévention est toujours constituée par la stratégie ABC (*abstinence, be faithfull, condom if necessary*), abstinence, fidélité, préservatif si nécessaire, prônée maintenant par nombre de pays et de religions, sous l'impulsion des États-Unis. Même si la prévalence est en forte baisse, il convient de rester extrêmement vigilant sur cette prévention de la transmission sexuelle des IST qui reste tout de même un des enjeux majeurs de la lutte contre l'épidémie dans les pays africains où le taux d'infertilité reste préoccupant malgré la progression de l'implantation de la PMA. La gestion individuelle, collective, sociale et politique du risque de transmettre les IST comme le SIDA est une équation extrêmement complexe qui dépend sans doute plus de la prise en compte des dimensions et des contextes culturels et sociaux que d'une prévention alarmiste ou moralisatrice. Il est important de garder à l'esprit que, dans un environnement de sous-développement et de pauvreté, les risques sont multiples, et que leur gestion compétitive ne place pas nécessairement les risques liés au VIH/Sida et autres IST comme prioritaires, car il n'est souvent pas ressenti comme le plus immédiat ou le plus vital.

Structures éditoriales du groupe L'Harmattan

L'Harmattan Italie
Via degli Artisti, 15
10124 Torino
harmattan.italia@gmail.com

L'Harmattan Hongrie
Kossuth l. u. 14-16.
1053 Budapest
harmattan@harmattan.hu

L'Harmattan Sénégal
10 VDN en face Mermoz
BP 45034 Dakar-Fann
senharmattan@gmail.com

L'Harmattan Cameroun
TSINGA/FECAFOOT
BP 11486 Yaoundé
inkoukam@gmail.com

L'Harmattan Burkina Faso
Achille Somé – tengnule@hotmail.fr

L'Harmattan Guinée
Almamya, rue KA 028 OKB Agency
BP 3470 Conakry
harmattanguinee@yahoo.fr

L'Harmattan RDC
185, avenue Nyangwe
Commune de Lingwala – Kinshasa
matangilamusadila@yahoo.fr

L'Harmattan Congo
219, avenue Nelson Mandela
BP 2874 Brazzaville
harmattan.congo@yahoo.fr

L'Harmattan Mali
ACI 2000 - Immeuble Mgr Jean Marie Cisse
Bureau 10
BP 145 Bamako-Mali
mali@harmattan.fr

L'Harmattan Togo
Djidjole – Lomé
Maison Amela
face EPP BATOME
ddamela@aol.com

L'Harmattan Côte d'Ivoire
Résidence Karl – Cité des Arts
Abidjan-Cocody
03 BP 1588 Abidjan
espace_harmattan.ci@hotmail.fr

Nos librairies en France

Librairie internationale
16, rue des Écoles
75005 Paris
librairie.internationale@harmattan.fr
01 40 46 79 11
www.librairieharmattan.com

Librairie des savoirs
21, rue des Écoles
75005 Paris
librairie.sh@harmattan.fr
01 46 34 13 71
www.librairieharmattansh.com

Librairie Le Lucernaire
53, rue Notre-Dame-des-Champs
75006 Paris
librairie@lucernaire.fr
01 42 22 67 13

www.ingramcontent.com/pod-product-compliance
Lightning Source LLC
LaVergne TN
LVHW051353061026
849535LV00009B/3153